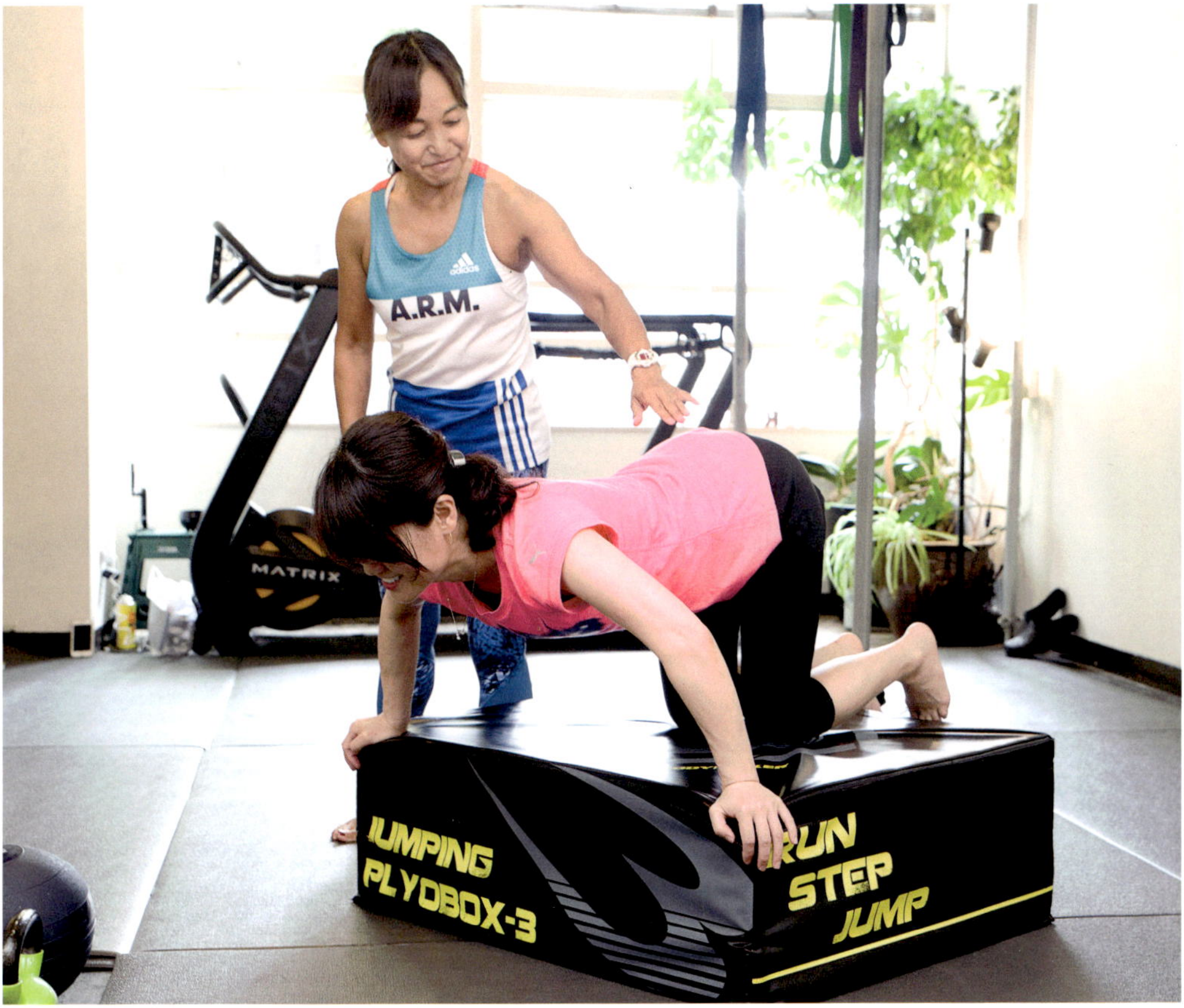

週1回15分スクワット

還暦でビキニになる!

A.R.M.Tokyo 認定コーチ
竹村啓子

みらいパブリッシング

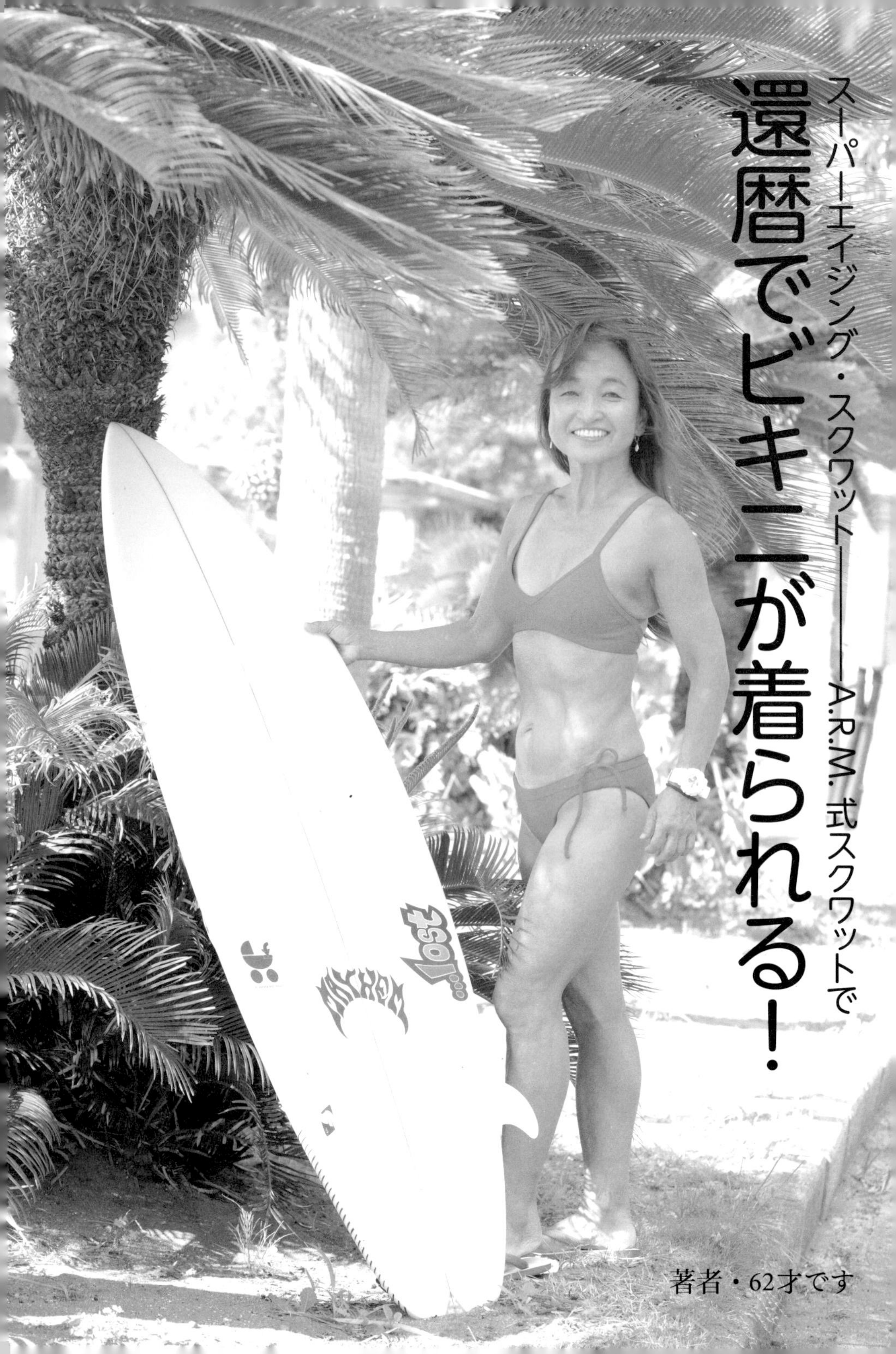

スーパーエイジング・スクワット――A.R.M.式スクワットで

還暦でビキニが着られる！

著者・62才です

はじめに

私の人生を変えたA.R.M.式スクワット

幼少時から私はコンプレックスの塊でした。

背は低くて、小太り。大人しく引っ込み思案な性格のため目立たない。吃音《きつおん》があるため、人とスムーズに会話ができない。

友達との交流や趣味を楽しむことはありましたが、暗くて地味な青春時代だったと思います。

結婚して、子供を産んで、家庭の主婦となりましたが、当然のことながらコンプレックスは解消されぬまま。相変わらず、背は低く、小太り。子育てに奮闘するも、人に後ろ指を指されることを恐れて、ＰＴＡの会合などでは極力目立たないよう発言も控えていました。

私の人生、このまま地味で平凡に終わるのかな……。

そんな風に思っていた矢先、51歳の時に勤めていた会社が倒産。慌てて職探しをすることになりました。

これが私の運命の転機となりました。

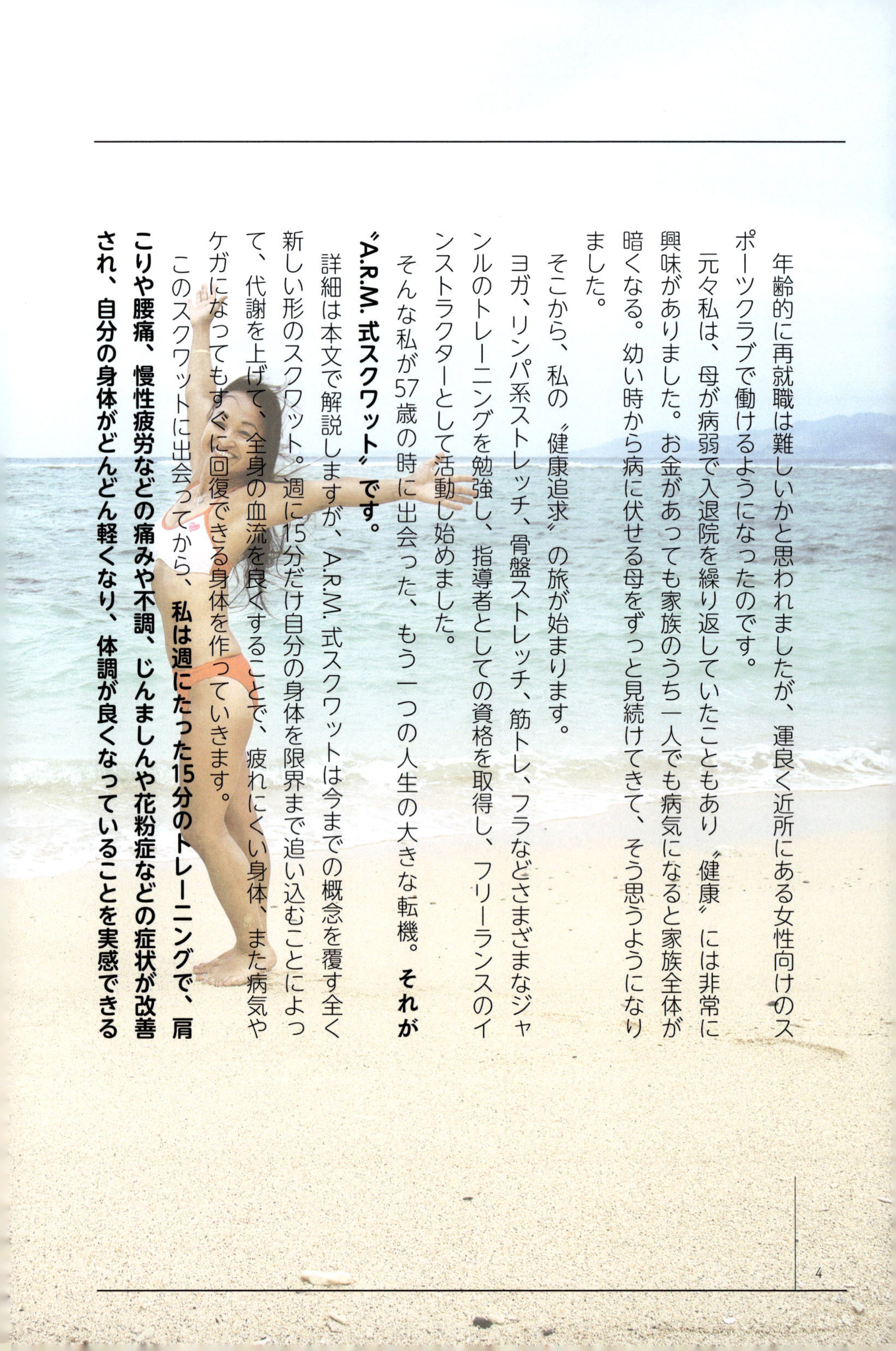

年齢的に再就職は難しいかと思われましたが、運良く近所にある女性向けのスポーツクラブで働けるようになったのです。

元々私は、母が病弱で入退院を繰り返していたこともあり〝健康〟には非常に興味がありました。お金があっても家族のうち一人でも病気になると家族全体が暗くなる。幼い時から病に伏せる母をずっと見続けてきて、そう思うようになりました。

そこから、私の〝健康追求〟の旅が始まります。

ヨガ、リンパ系ストレッチ、骨盤ストレッチ、筋トレ、フラなどさまざまなジャンルのトレーニングを勉強し、指導者としての資格を取得し、フリーランスのインストラクターとして活動し始めました。

そんな私が57歳の時に出会った、もう一つの人生の大きな転機。**それが〝A.R.M. 式スクワット〟です。**

詳細は本文で解説しますが、A.R.M. 式スクワットは今までの概念を覆す全く新しい形のスクワット。週に15分だけ自分の身体を限界まで追い込むことによって、代謝を上げて、全身の血流を良くすることで、疲れにくい身体、また病気やケガになってもすぐに回復できる身体を作っていきます。

このスクワットに出会ってから、**私は週にたった15分のトレーニングで、肩こりや腰痛、慢性疲労などの痛みや不調、じんましんや花粉症などの症状が改善され、自分の身体がどんどん軽くなり、体調が良くなっていることを実感できる**

ようになりました。

それだけではありません。長年悩みであった、背が低く小太りな体形も、気付いたらヒップが上がり、胸板が厚くなり、まるで外国人のような体形に。たった15分とはいえ、運動を継続しているため、揚げ物やビールなど自分の大好物を好きなだけ食べても太ることはなくなりました。

そして、何よりも心持ちが変わったと思います。それまでは、自分のことは何事も後回しでしたが、**今では「やってみたい！」「挑戦したい！」と思ったことはどんどんチャレンジするようにしています。その結果、還暦をすぎているというのに、まるで20代の頃のように夏はビキニでサーフィンをエンジョイしています。**

A.R.M.式スクワットを始めれば、死ぬまで一生自分の足で歩けるのはもちろんのこと、スポーツに趣味にやりたいことに何でもチャレンジできるメンタリティも手に入れることができます。その上、長年コンプレックスであったスタイルも20代の時より磨かれているのです。

現在、40～50代の方。「一度出てしまったお腹はどうしようもない」「今さらコンプレックス克服なんておこがましいし、恥ずかしい」なんて思っていませんか？

先述の通り、私は51歳での会社倒産を機に運動を始め、57歳でA.R.M.式スクワットに出会っています。そこから人生が見違えるように変わっていきました。「この年齢から始めても遅い」「こんな私にできるはずはない」……。そんなことはありません！

40代、50代は人生の折り返し地点。人生百年時代、まだ残りの人生が半分もあるのです。

残りの人生、今まで同様、自分にコンプレックスを持ったまま生きていくのか、それとも週に15分の運動で身体も心も大きく変えていくのか。

それによって、これからの運命も大きく変化していくと思います。

もし少しでもスタイルや性格のコンプレックスを解消したいという方はぜひ本文をお読みください。50代にして私が自分をどのようにして変えてきたのか、そして私の人生を変えてくれた〝A.R.M. 式スクワット〟とは何かを詳述しています。

新しいことを始めるのに「遅い」ということはありません。

本書が皆さんの人生を変化させる一助になることを心から願っております。

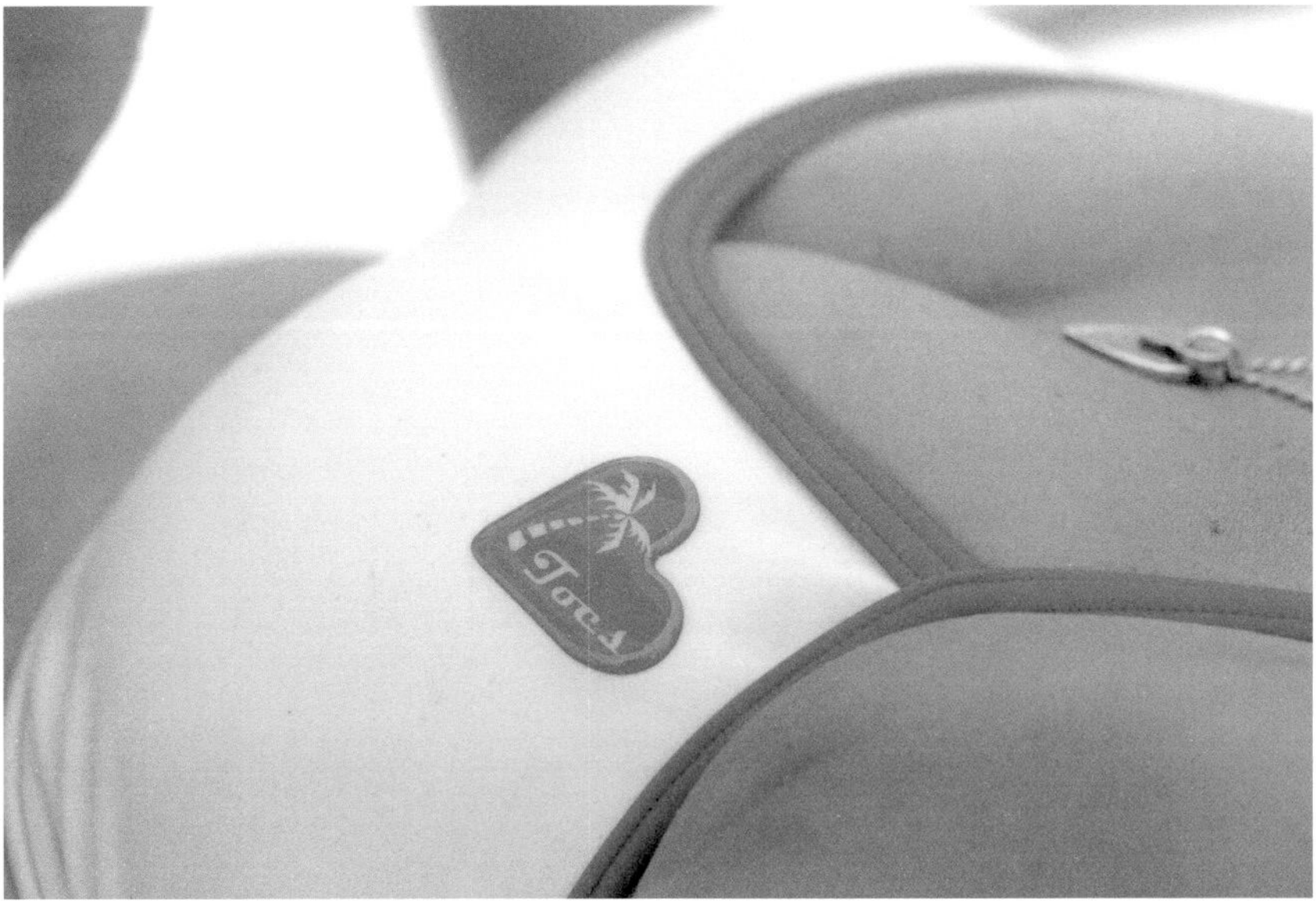

Bikini can be worn in the 60th calendar

週に15分のA.R.M.式スクワットで人生のあらゆる困難に打ち勝てる

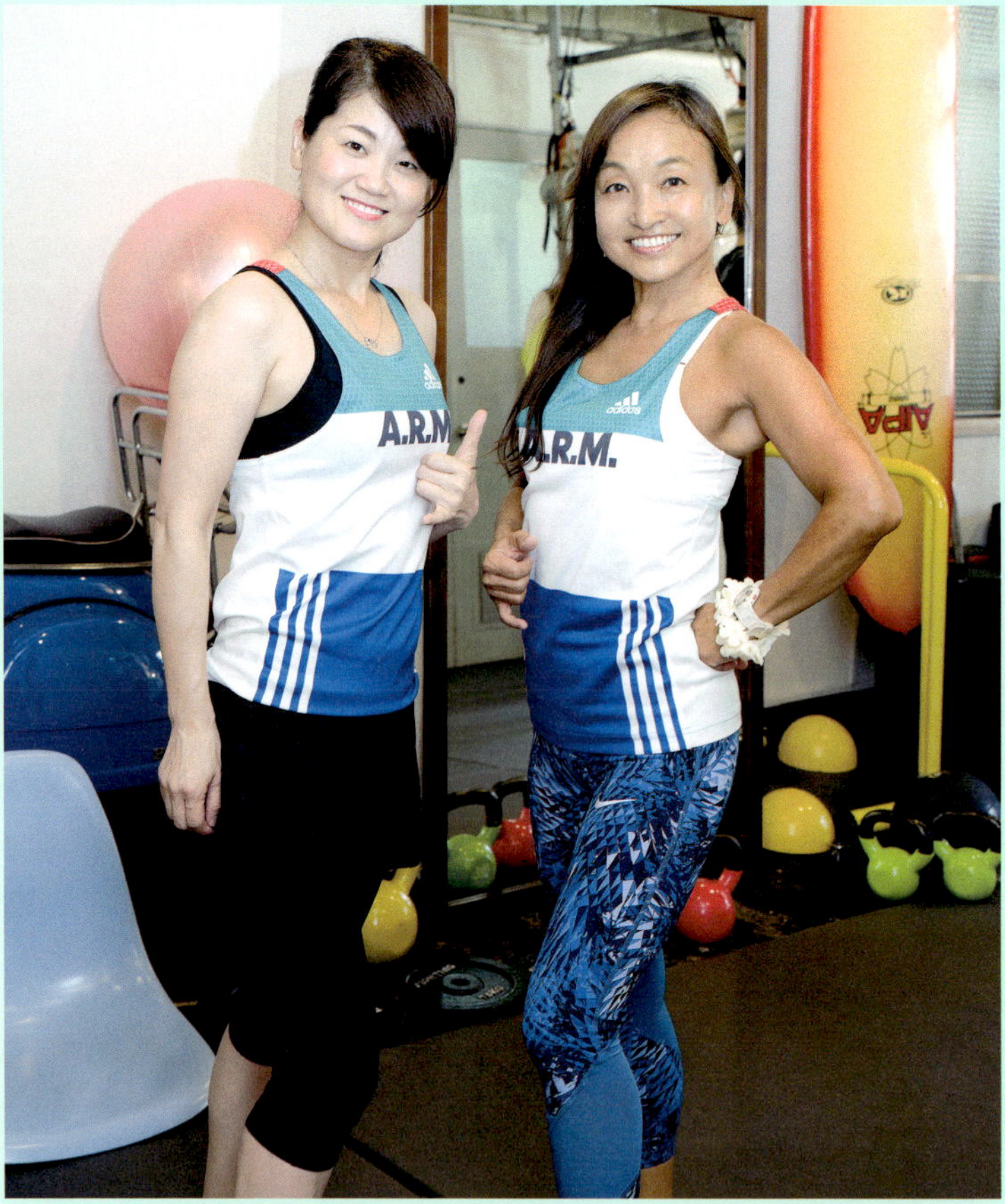

体調がよくても悪くても、いつでもトレーニングをスタートできる
また、体調が悪い時に始めると、症状が改善！

☑ 誰でも簡単に
運動が苦手な人、
運動経験がなくても
大丈夫

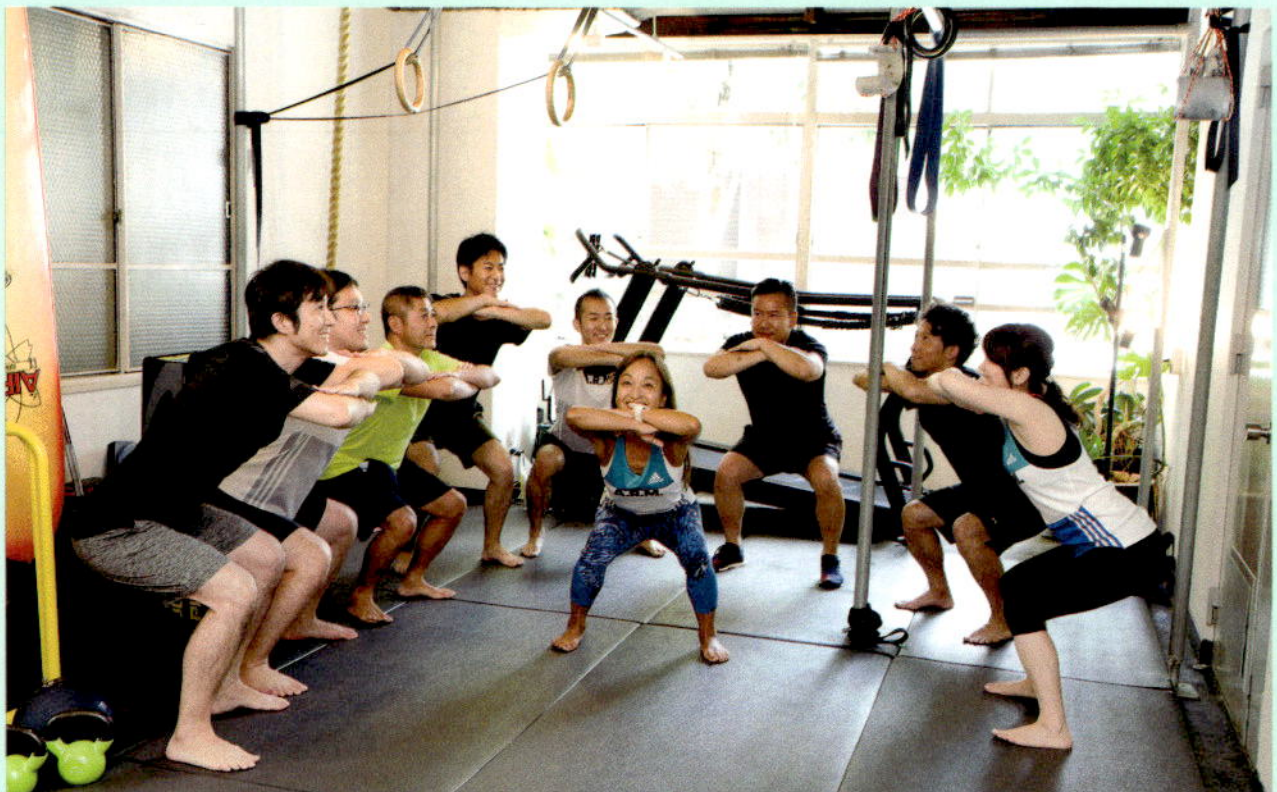

☑ 更年期障害が改善し、不眠も解消

☑ ストレスが緩和し、精神力が強化される

☑ 食べたいだけ食べても体重は増加しない

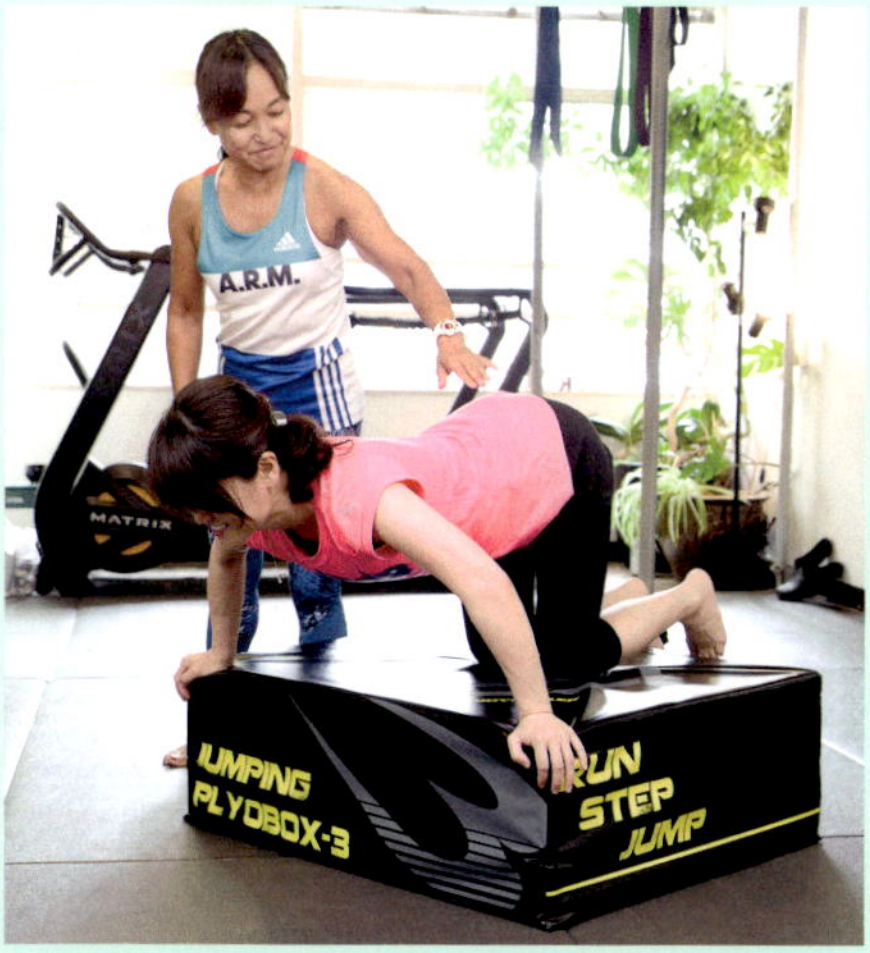

☑ 頸椎炎やじんましん、花粉症の症状が改善し、痛みや疲労を感じられなくなる

☑ ケガや疲労からすぐ回復する

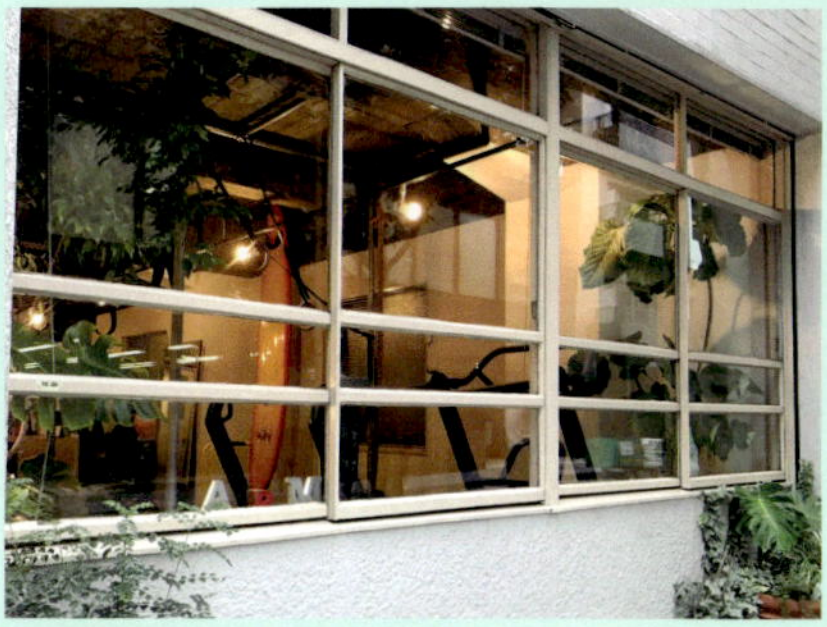

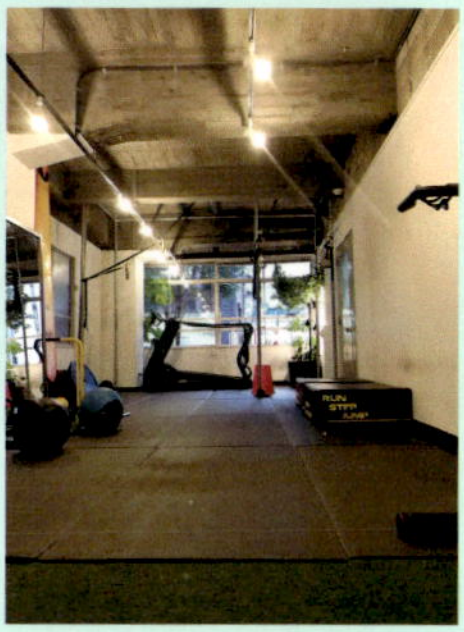

☑ 髪の毛も黒々どんどん元気になる

コーチとともに本格的にトレーニングを
実施するスタジオ

A.R.M.Tokyo

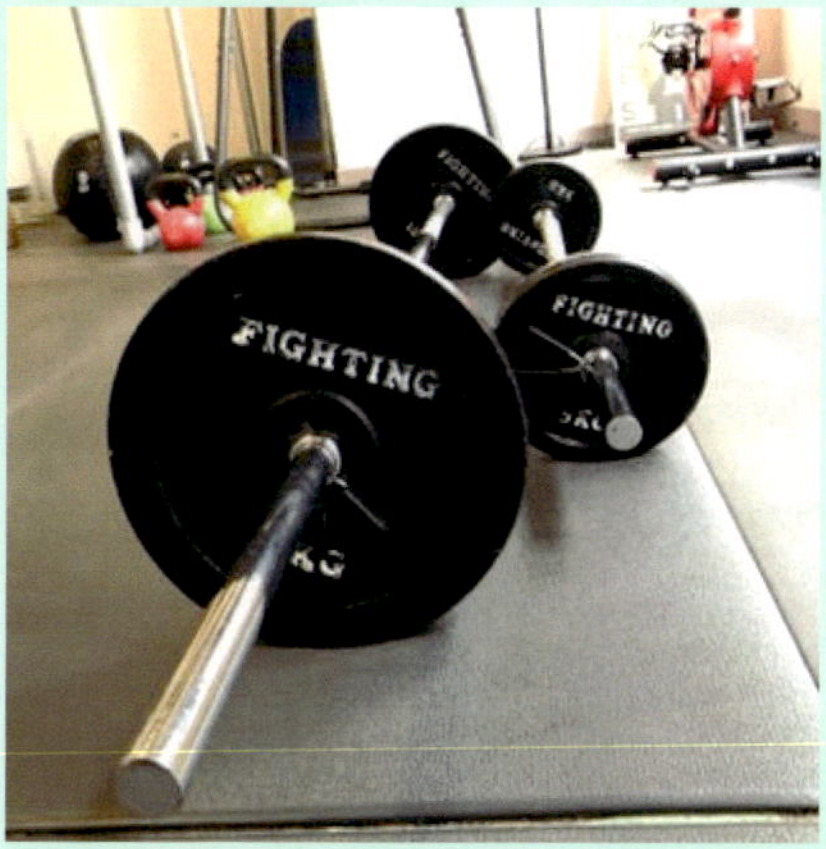

【基本情報】
東京都中央区日本橋本町
4－5－14 本町ビル１F　〒103-0023
※ JR 線「新日本橋」駅より徒歩３分、
JR 線「神田」駅より徒歩６分、
JR 線「秋葉原」駅より徒歩 10 分、
銀座線「三越前」駅より徒歩５分、
日比谷線「小伝馬町」駅より徒歩６分、
半蔵門線「三越前」駅より徒歩７分
URL: https://armtokyo.wixsite.com/arm-tokyo
メールアドレス：a.r.m.tokyo@gmail.com
営業時間：11:00 ～ 22:00
※土曜日は 17:00 まで
定休日：日曜日、第５週

週1回15分スクワット　目次

第3章 実践！ A.R.M.式スクワットの方法を解説……41

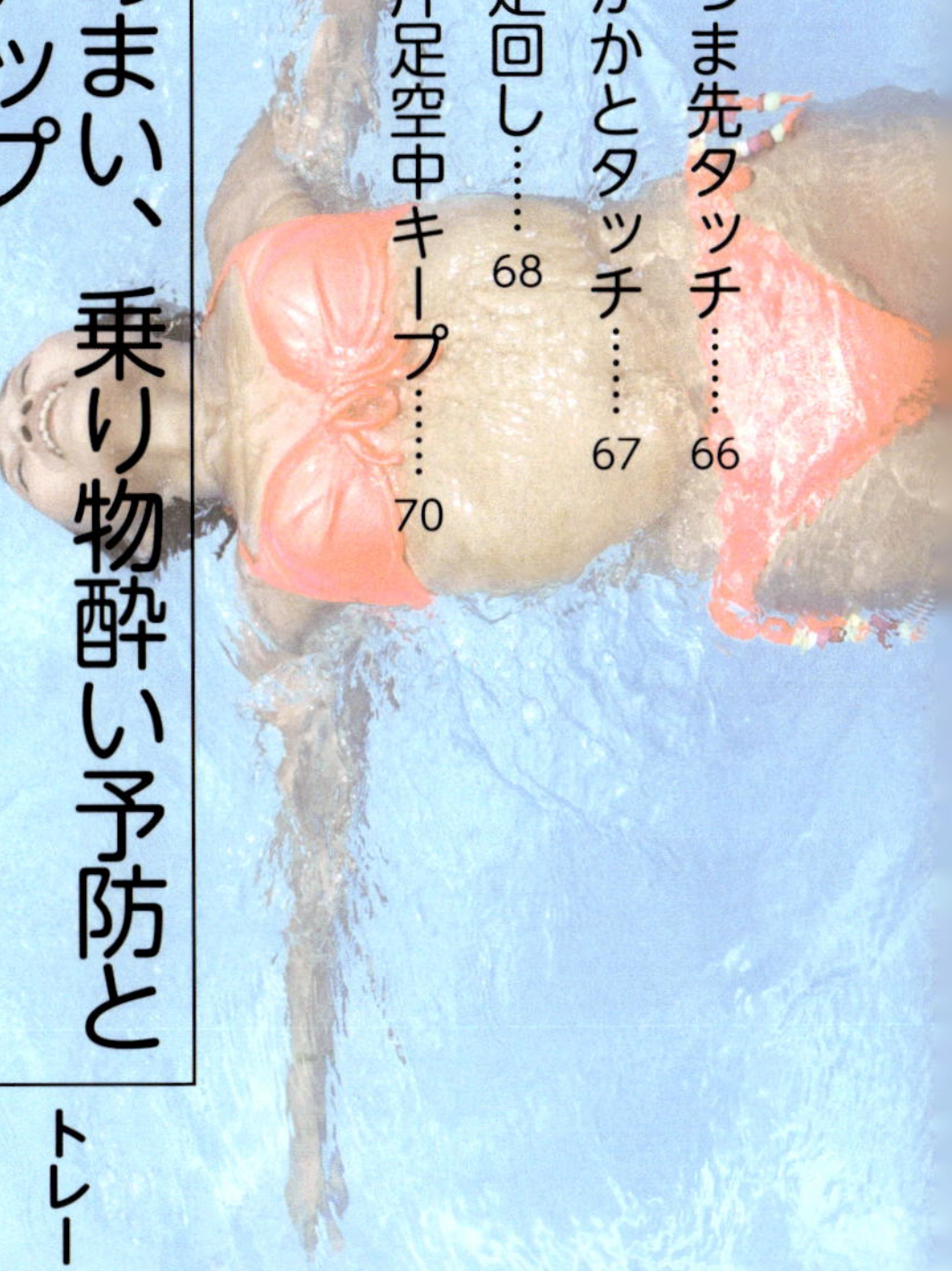

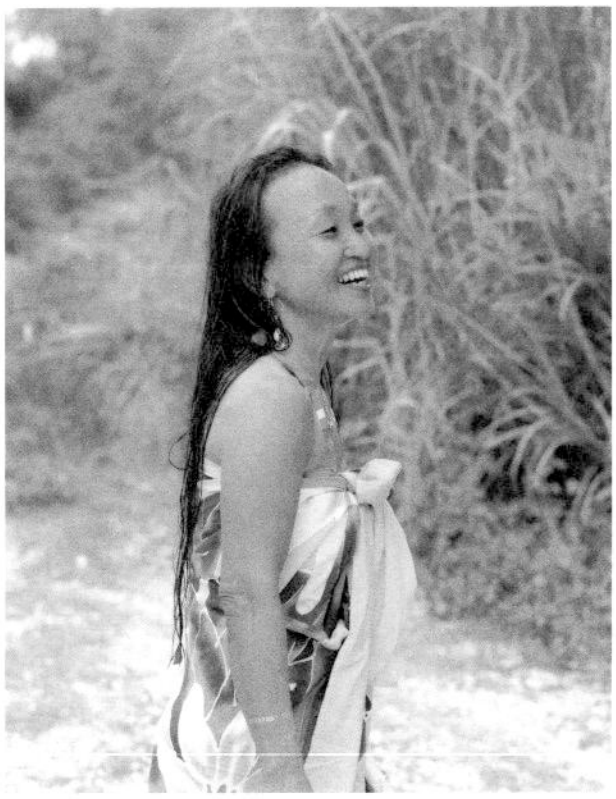

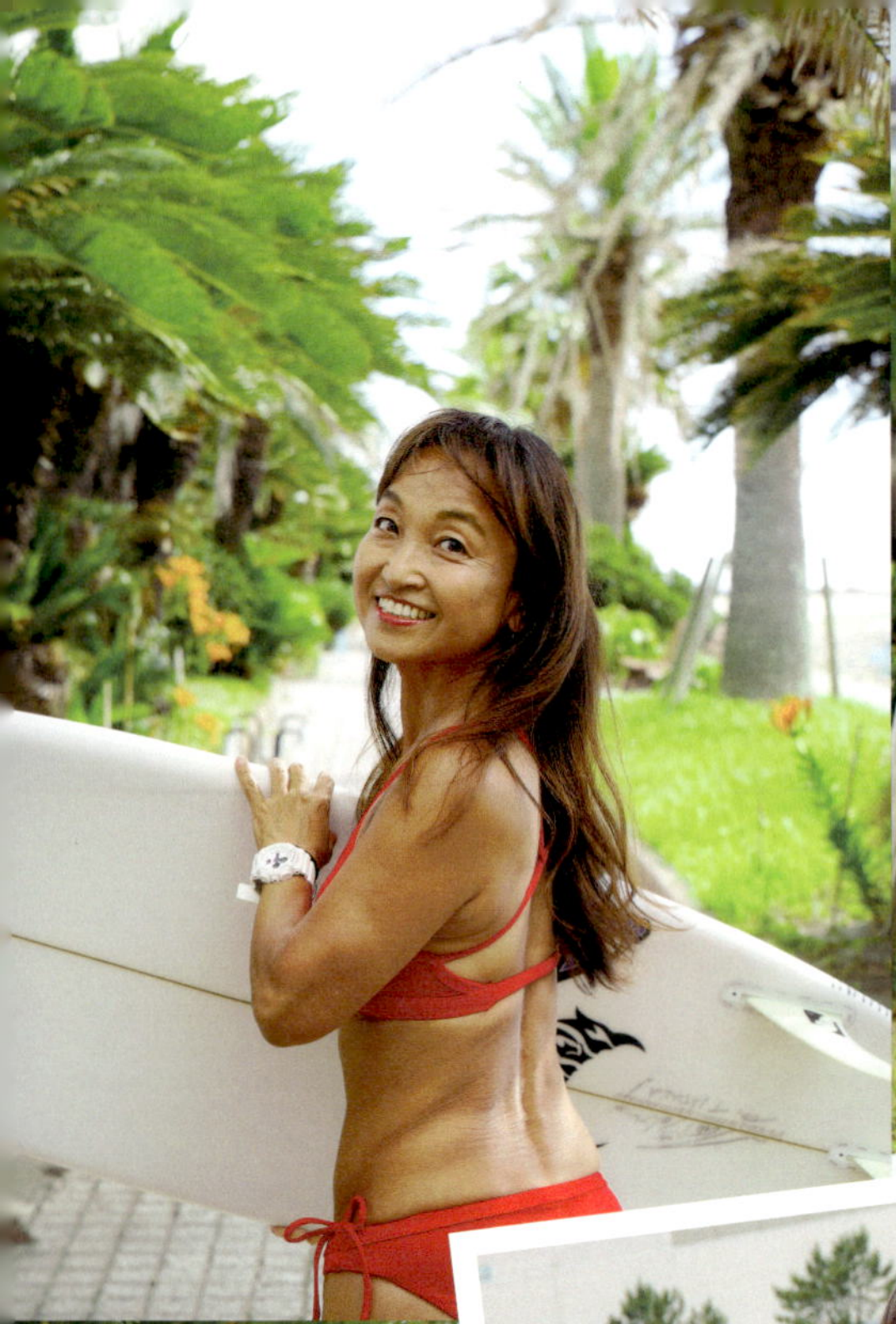

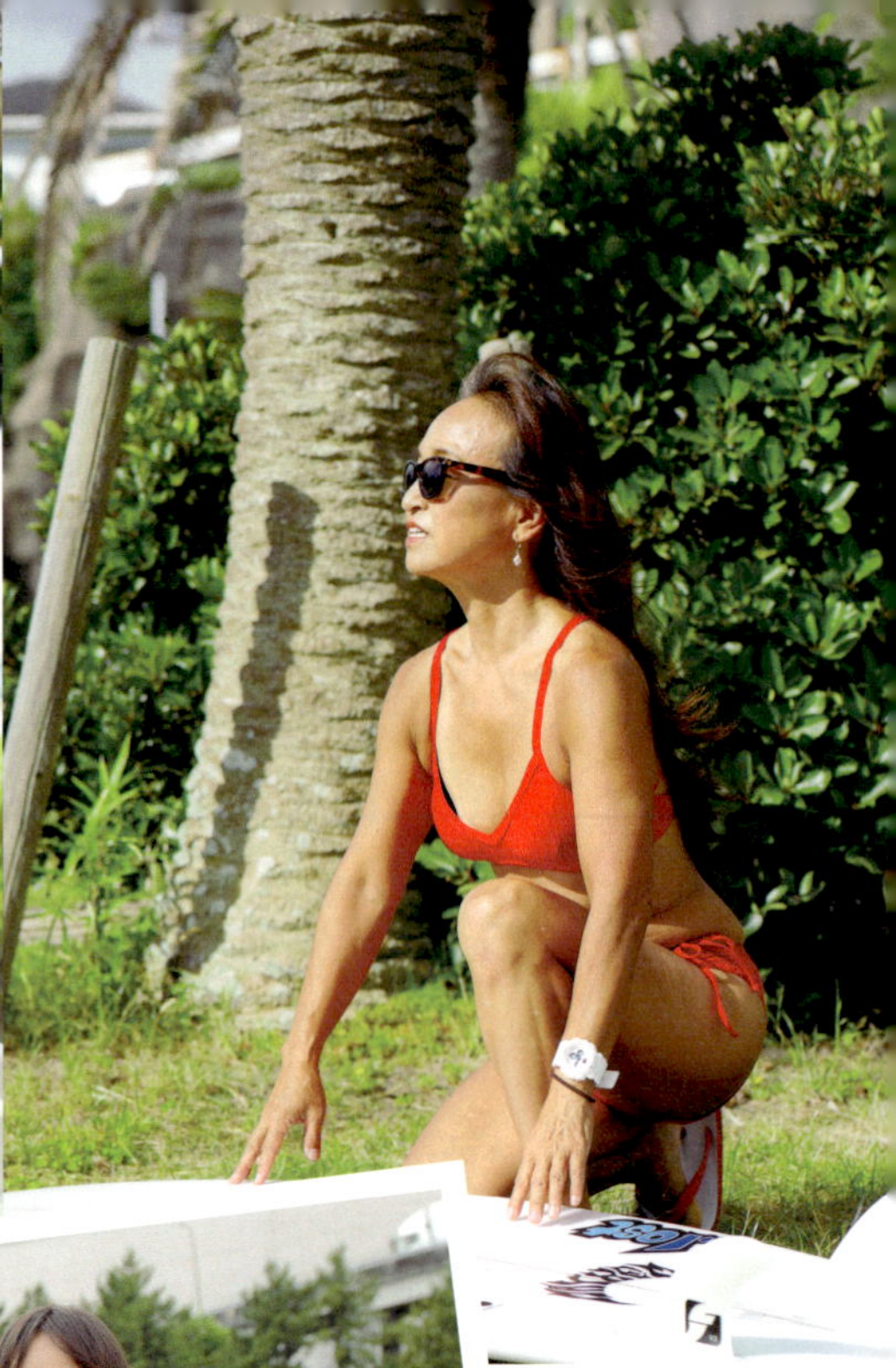

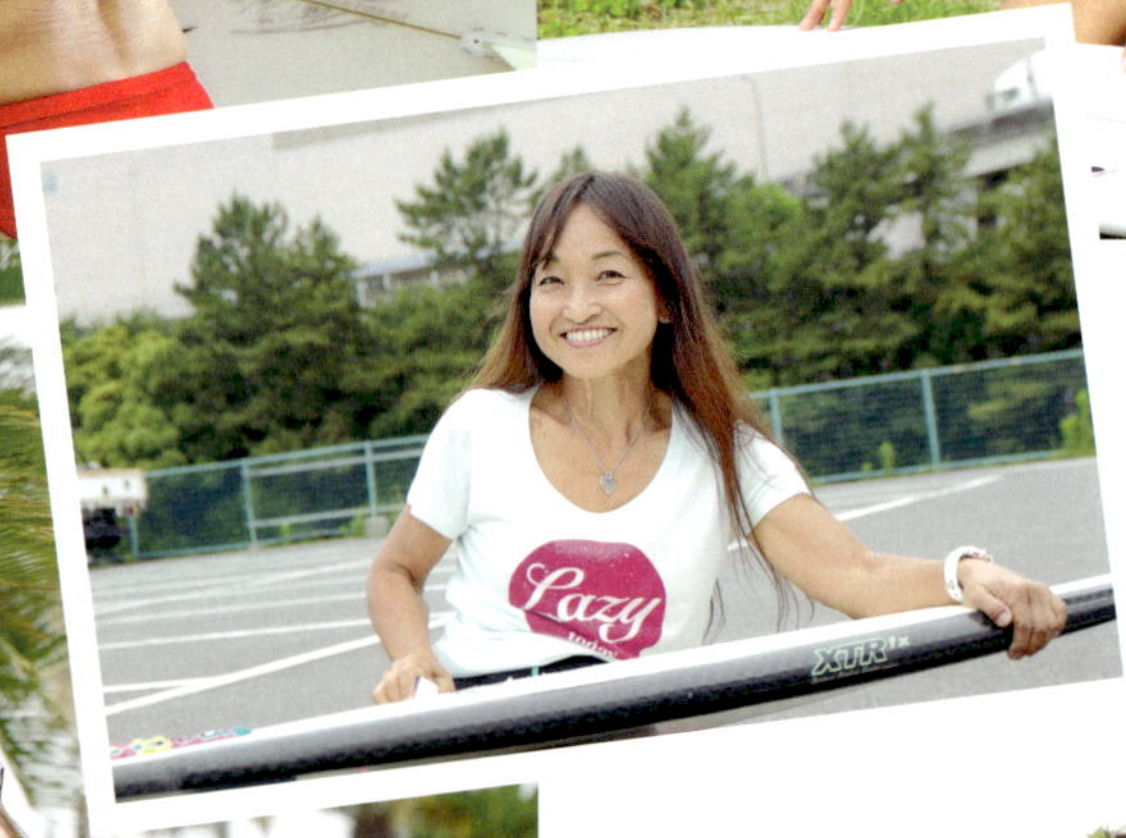
Lazy

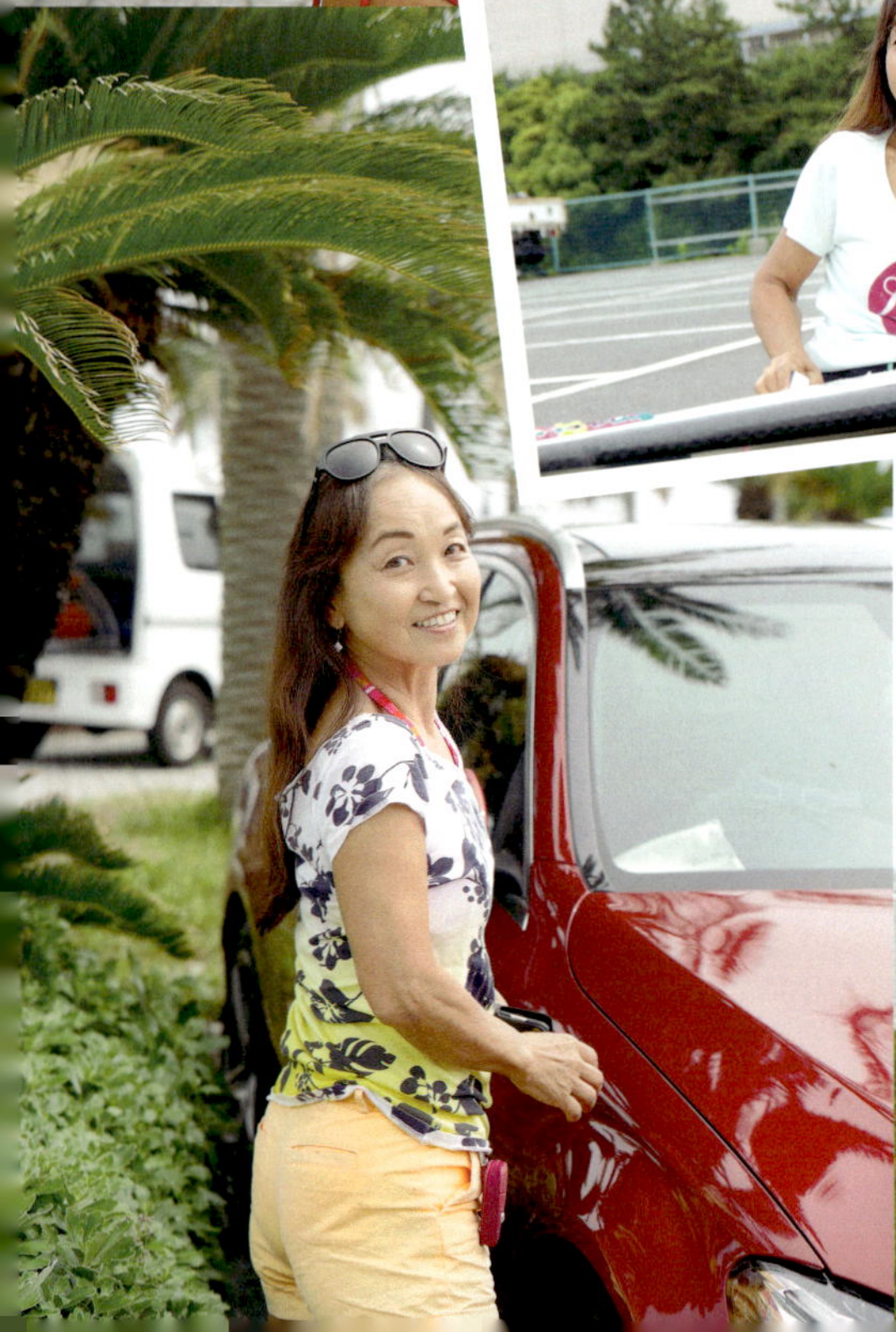

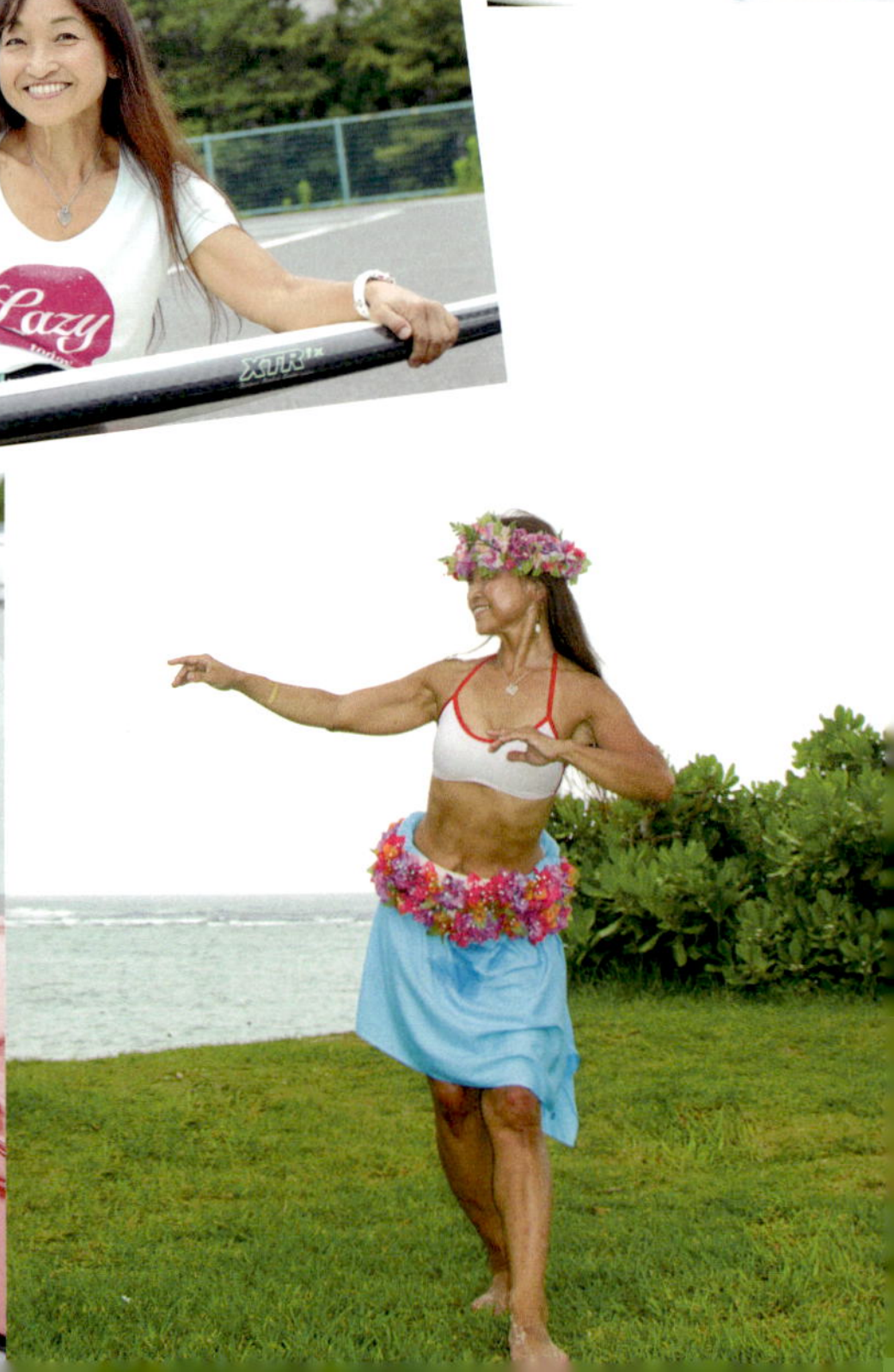

地味で
コンプレックスの
塊だった私

第1章

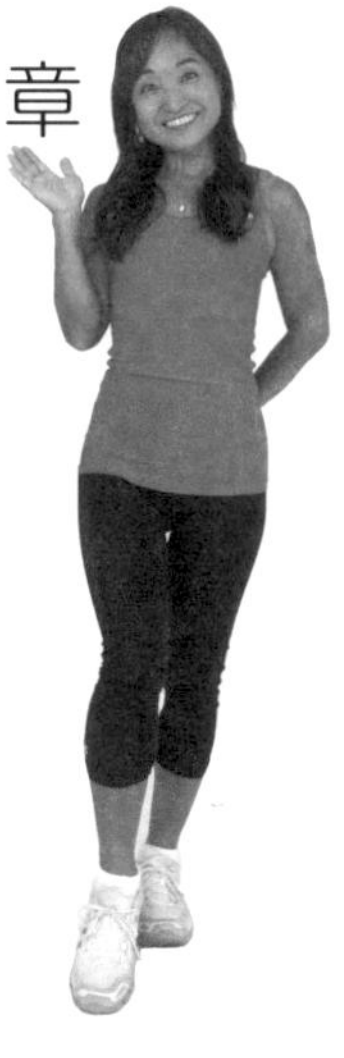

「はじめに」でも書いたとおり、幼少時の私は大人しく、目立たない性格で、いつも誰かの後ろに隠れているような子供でした。

母は私の妊娠中に高血圧（妊娠中毒症）にかかり、医者の反対を押し切って出産したそうです。物心ついた頃からずっと母は病弱で、何度も入退院を繰り返していました。

当時の私は、新宿の戸山町内にある幼稚園に通っており、住宅地内で安全だったこともあり一人でパンを買って通園していました。母がそばにいなかったためでしょうか。集合写真はいつも寂しげな表情でした。

小学校に上がってからも、相変わらず母の体調はすぐれませんでしたが、夏休みなどは4つ上の兄と家族4人でバンガローに泊まったりなど楽しい思い出もあります。

学校では背が低かったので男子にいじめられて泣かされたり、強めの女の子について遊ぶようなやはり目立たない子でした。走るのも飛ぶのも中くらい、体育の成績は決してよくはありませんが、区の体育館に通って平均台をするのは楽しかった覚えがあります。バレエも習いましたが鏡に映る小太りの自分を見て一気にやる気がなくなってしまいました。

中学生になってからは、背を高くしようとバスケットボールクラブに入りましたが、もともと球技が得意なわけでもなく、人からボールを奪い取る気の強さもないので、ずっと補欠でした。それでも、悔しさは全くなかったです。ただうさぎ跳びだけは他の友達より得意だったのを覚えています。なぜか体育教師から短距離、それもスタートの選手に選ばれたりもしました。

小さい頃から吃音があったため、あまり友達ともペラペラしゃべりませんでした。好きな男子とも両思いの噂が広がりましたが、緊張して全く目を見てしゃべることもできずに

「舌足らず」と言われて振られてしまいました。

高校は確実に入学できる郊外の都立高校を選びました。不良が大勢いるところでしたがなぜかとても良いイメージで受け入れてくれました。中学の頃のような大人しく暗いイメージから明るいキャラに変わることができて、人生がとても楽しくなりました。部活はテニス部とサッカー部のマネージャー。いきなり派手になりました（笑）。同じクラスで6人組の女の子の友人もでき、放課後は喫茶店に行って夜まで楽しくおしゃべりしました。この音痴の私がフォークソンググループに入って文化祭で歌ったりして一番華やかな時代でした。ただ片思いの男の子からは「和田（旧姓）があと10cm背が高かったら付き合うのにな……」などとスタイルの面ではまた落ち込むことも言われました。

高校2年生からは父親の転勤で大阪へ行くことになり、編入試験を受けて府立高校に入学しました。転校早々、廊下には見物人。その視線は温かいものではなく、なんとなく違和感を感じるものでした。しばらく友人もできずにお昼も一人で食べてクラブは、美術部。今更運動なんてする気はまったくありません。話をしようと思っても「東京弁で気取ってる」、「かっこ付けている」と今で言うアウェイ感満載でした。高校2年生の時は私より小さいとても真面目な女の子が唯一仲良くしてくれましたが、ちょうどジャンプが創刊になった年で結局、漫画が一番の友達でした。学校をサボって任侠映画を観に行ったりもしました。

3年生になり、クラス替えがあったこともあり、このままでは修学旅行もひとりぼっちと焦りました。今までは友達は自然にできるものと思っていましたが、それは違う、自分で努力しなくてはならないと気付きました。まず明るくて楽しそうな女子を2、3人くらい選び、自然に話しかけていきました。ちょうど修学旅行の班分けの時期とも重なり、あるグループに入れてもらえた感じです。その頃には大阪弁も少しは上手くなり溶け込めてきたと思いました。最後にはみんなで卒業旅行に山口県に行くこともできました。大阪の人は殻が厚く溶け込むのが難しかったですが、仲良くなるととても人情に厚い人たちです。勇気を出して仲間に入れてもらって良かったと思います。この経験があったからこそ、今では友人作りが楽になりました。一人でいる女性を放って置けなくなったのもこの苦労をあじわってからです。そして現在は、多くの関西人の友達がいます。

転勤は3年間と決まっていましたので東京の大学を受けて、せっかく慣れて、友達もできた大阪とお別れしてきました。

大学入学後は、小田急線百合ヶ丘駅から埼玉の松原団地にある獨協大学まで2時間以上かけて通う日々が始まりました。大学1年生の時は生活費も少なく、通学も遠かったので、アルバイトに精を出すようになり、あまり学校には行きませんでしたが、どうにか籍はあったようです。

2年生になってから、青山に引っ越したので通学はとても楽になりました。気分も明るくなり、ニコニコしてキャンパス内をふらふら歩いていたら「サーフィン部」の勧誘にあいました。食堂で話を聞いたら結構楽しそうです。マネージャー要員を探していたのかもしれませんが好奇心に火がつき、すぐさまサーフィンに夢中になってしまいました。

サーフィン部では一週間の合宿を隔週で3回行っていました。初めの週はひどい火ぶくれになってしまい、病院行き。父は、私が髭《ひげ》面の兄さん達と毎週のように海に行き、多分とても心配していたと思います。しかし、初めて出場した学生サーフィン連盟の大会で2

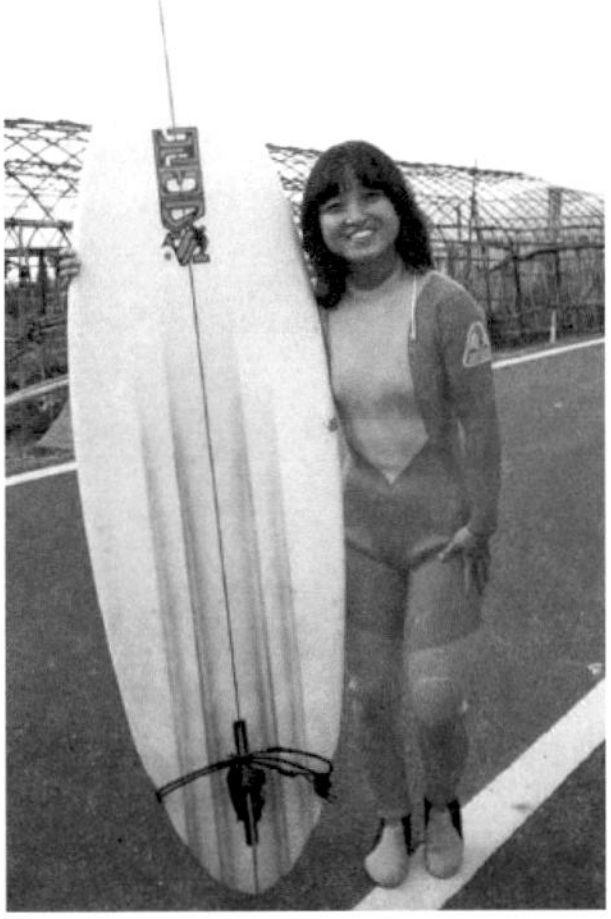

20歳の時の私。
今よりぽっちゃりしています

位（参加者5人中）をとってからはあまり文句を言わなくなりました。

次の年、春の予選を勝ち抜き全日本に行けることになりましたが、車がないために諦《あきら》め、悔しい思いをしました。それを見た父が車を買ってくれて、先輩に迎えに来てもらうこともなく一人で自由に海にも行けるようになり、ますます活動的になっていきました。

サーフボードで波の斜面を滑り降りるのは楽しいですし、太陽と潮風と砂浜とありとあらゆる自然に囲まれて心も癒されます。遠く太平洋の彼方から来るうねり、そのパワーが岸近くで一気に崩れる。大海原の力を受け取るので心身ともに不思議な元気と高揚感に包まれました。何をやっても三日坊主でしたが、サーフィンだけは誰になんと言われようともやめたくはなく、このためならどんな苦労もいとわないと思いました。

まだ女性サーファーも少なく、他の大学の女の子や後輩たちと海に行きました。コンテストに出場する人も少ないので、運良くいきなり決勝、全員トロフィーをもらえることも多かったです。

今までずっと人の後ろの後ろで目立たないようにしていましたが、このあたりから自分に自信がつきました。校内の駐車場でスケートボードをしたり、学校も楽しいので授業もちゃんと出席して、無事卒業できました。

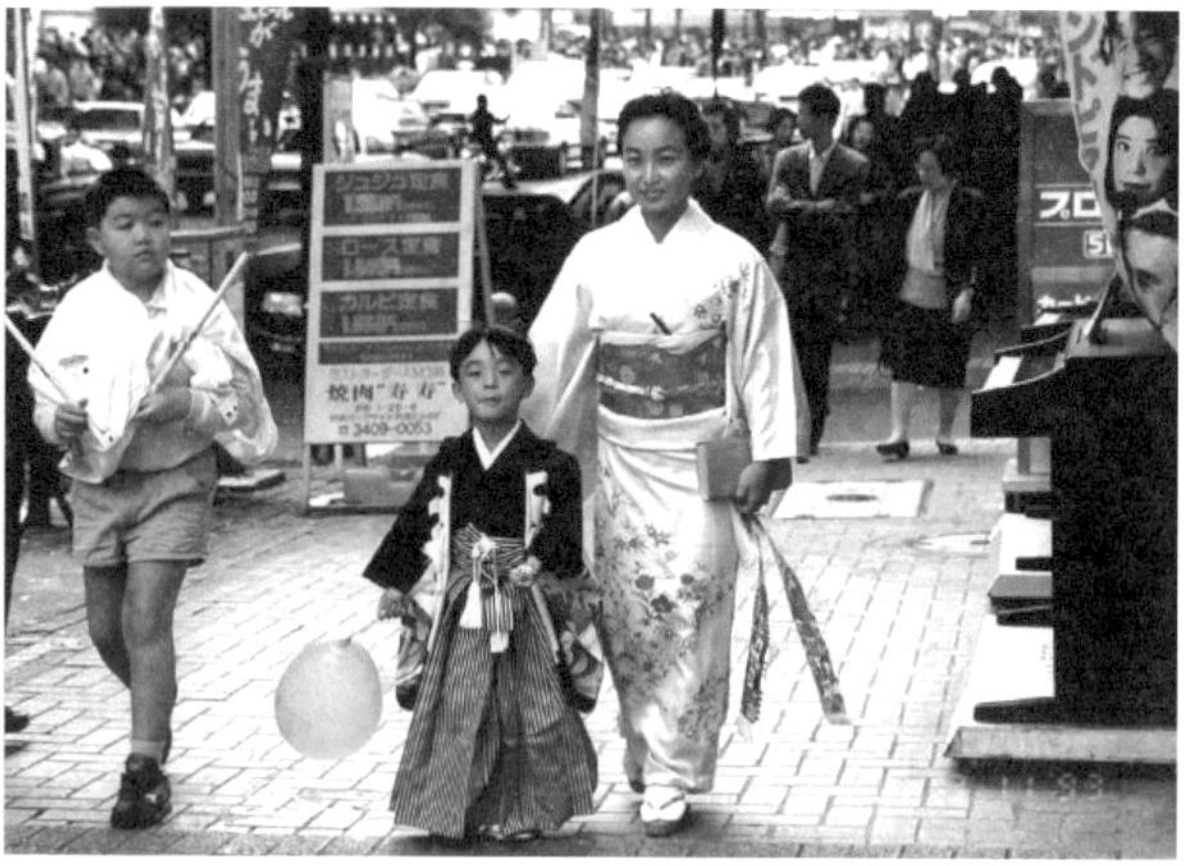
子育て時代。自分のことより家族優先の生活でした

社会人になってからも、ずっと体力・気力ともに絶好調でした。会社にはスポーツ好きが集まり、冬はスキー、春・夏はテニス、夏はサーフィンが流行っていました。私もバスツアーの添乗員よろしくあちこち友人を迎えに行って、旅行を楽しんでいました。ただ、スキーに行った時に、朝ふと鏡を見てあまりの自分のスタイルの悪さにゲレンデに行く気も失せて、仮病を使って休んだこともあります。足が短い、バランスの悪さがスキーウェアでは目立ってしまうんです。

当時の私は能天気に遊んでいましたが、相変わらず難病「膿疱腎《のうほうじん》」の母は入退院を繰り返していました。そんな母の具合がいよいよ悪くなり、余命3カ月と宣告されたのは結婚し、長女と長男を授かったあとです。本人の希望もあり、子供たちの幼稚園も休園して、南流山の実家に子供を連れて自宅介護をする運びになりました。

母は65歳で亡くなりました。病院であらゆる延命法を使うのではなく、望み通り自宅で自然死を迎えられたことが唯一の救いだったと思います。

ずっと病気の恐怖を感じながらの生活は幸せだったのだろうか？　生活も豊かになり家

族の仲も良いけれど、健康でない人がいるだけで本人も周りも暗くなってしまう。この頃からいつか母のような具合の悪い人に何かお役に立てることができたらいいなと感じていました。

子育て生活も、子供たちが中学生くらいになるとだんだん楽になってきました。その代わりに教育費が掛かるので、いつまでも専業主婦というわけにはいきません。いくつかの仕事を経て、不動産広告の図面制作の会社に入社できました。広告代理店の下請けで、図面のチェックが仕事です。そこはフルタイムというよりオールタイム、夜中でも呼び出されたら印刷屋さんに行くようなハードな職場でした。なかなか家事をすることもできず、夫も子供たちも自分のことは自分でしなくてはならないように。精神的にも疲弊し、原因不明のじんましんが2、3年続き、頚椎炎《けいついえん》にもなり、何年か右手の痺《しび》れがとれない日々が続きました。この頃はお肉が大好きだったのと忙しかったこともあり、会社近くのコンビニのお弁当や牛丼などを毎日のように食べていたので、腸の具合を悪くしていたのかもしれません。

51歳の時、この会社は倒産してしまいました。再就職を探そうにも、年齢的になかなか見つかりませんでしたが、運良く家の近所の女性向けのスポーツクラブでの勤務が決まりました。同時にスポーツクラブでフラを指導する資格も取り、人生が大きく変わってきました。

そして、２０１３年。57歳の時に、現在お世話になっているA.R.M.Tokyoでパーソナル指導を受けました。それまでもさまざまなトレーニングを行ってきましたが、今までの

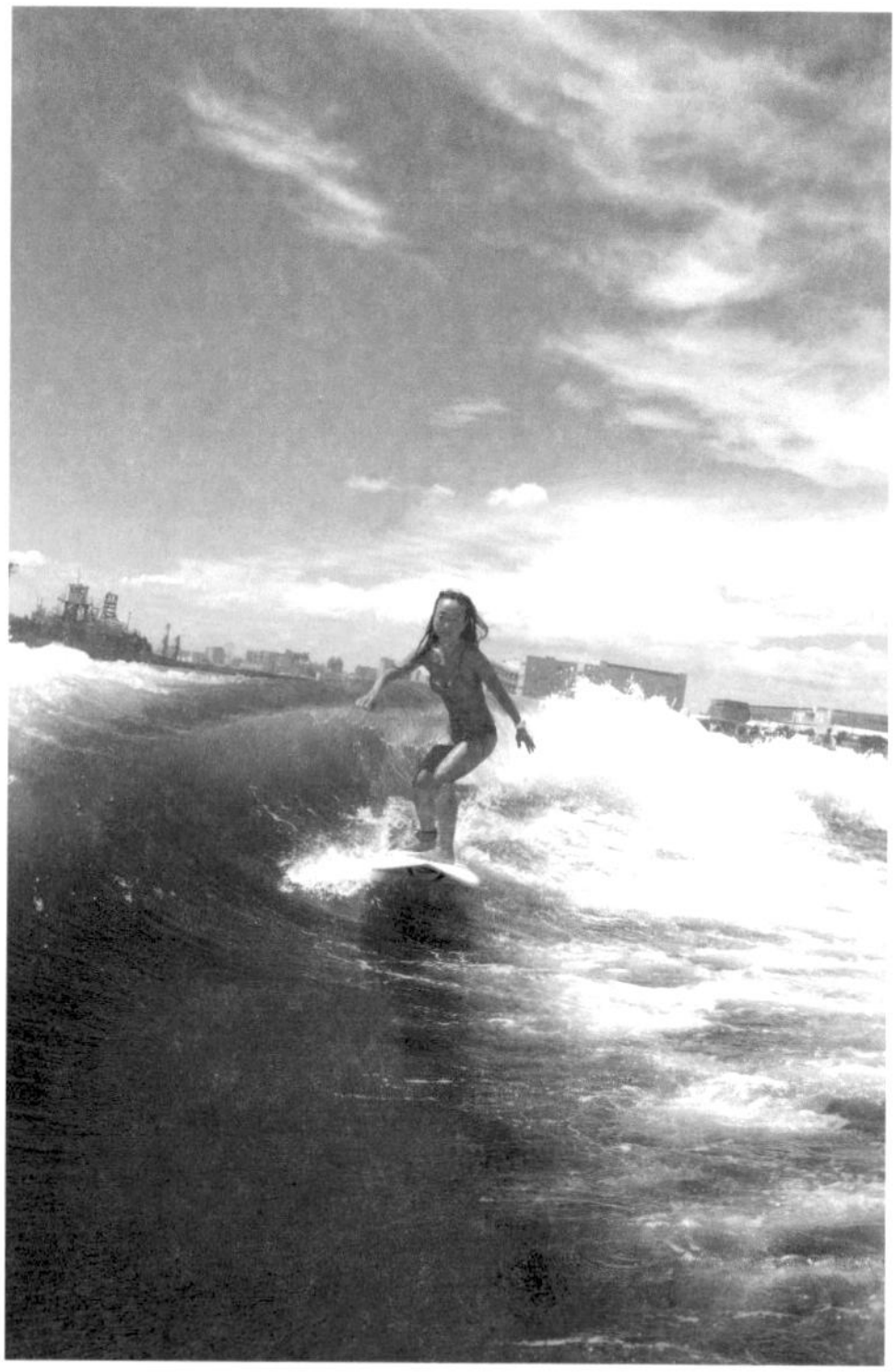

50代でのサーフィン再デビュー！

スポーツクラブのマンツーマン指導とは全く違いました。

一般的に、普段の生活で肩こり・腰痛・慢性疲労などの痛みや不調が出たら、できるだけ身体を動かさない、湿布を貼って安静にしておくなど、パッシブ（受動的）な動きをとると思います。対して、A.R.M.ではそれらをなくすため、アクティブ（積極的）にアプローチしていきます。痛みや不調が続く時は、自らのライフスタイルを好転させる絶好の機会とポジティブに捉えて、トレーニングに励むのです。

このたび、不注意が原因で、本書の執筆中に右足の小指を骨折してしまいました。もちろん最初の1日はRICE（Rest：安静、Icing：冷却、Compression：圧迫、Elevation：挙上、持ち上げること）を心がけましたが、ギブス装着以降は、**ケガした箇所以外はなるべく動かすようにしました。以前から行っていた中学生の遠泳のサポートも続け、足を引きずら**

ないよう歩くことも心がけました。そのおかげで、引きずって歩くこともなく、トレーニング指導も普通に行い、３週間後にはサーフィンも再開できました。

３年ほど指導を受けてから、自分でもこのメソッドを広めていきたいと思いセミナーを受けながら２０１６年、60歳になる年から指導を始めました。今3年半指導して、口コミだけですがお客様は増えつつあります。

生きていれば当然ケガもすれば病気になることもあります。救急の時はもちろん病院に行きますが、例えば慢性痛や軽いケガの時に、すぐ医者やマッサージ等に頼るのではなく、自分の力で改善して普段通りの生活にもどってほしい。それは常日頃からの意識の持ちようや、きつめの運動で血流を良くしてあげることで実現できます。

週に15分の〝A.R.M. 式スクワット〟をすることにより、人生のあらゆる困難に打ち勝てるようになります。人生の質（Q.O.L.、クオリティ・オブ・ライフ）を高めるためにも、ぜひA.R.M. 式スクワットに挑戦してみませんか？

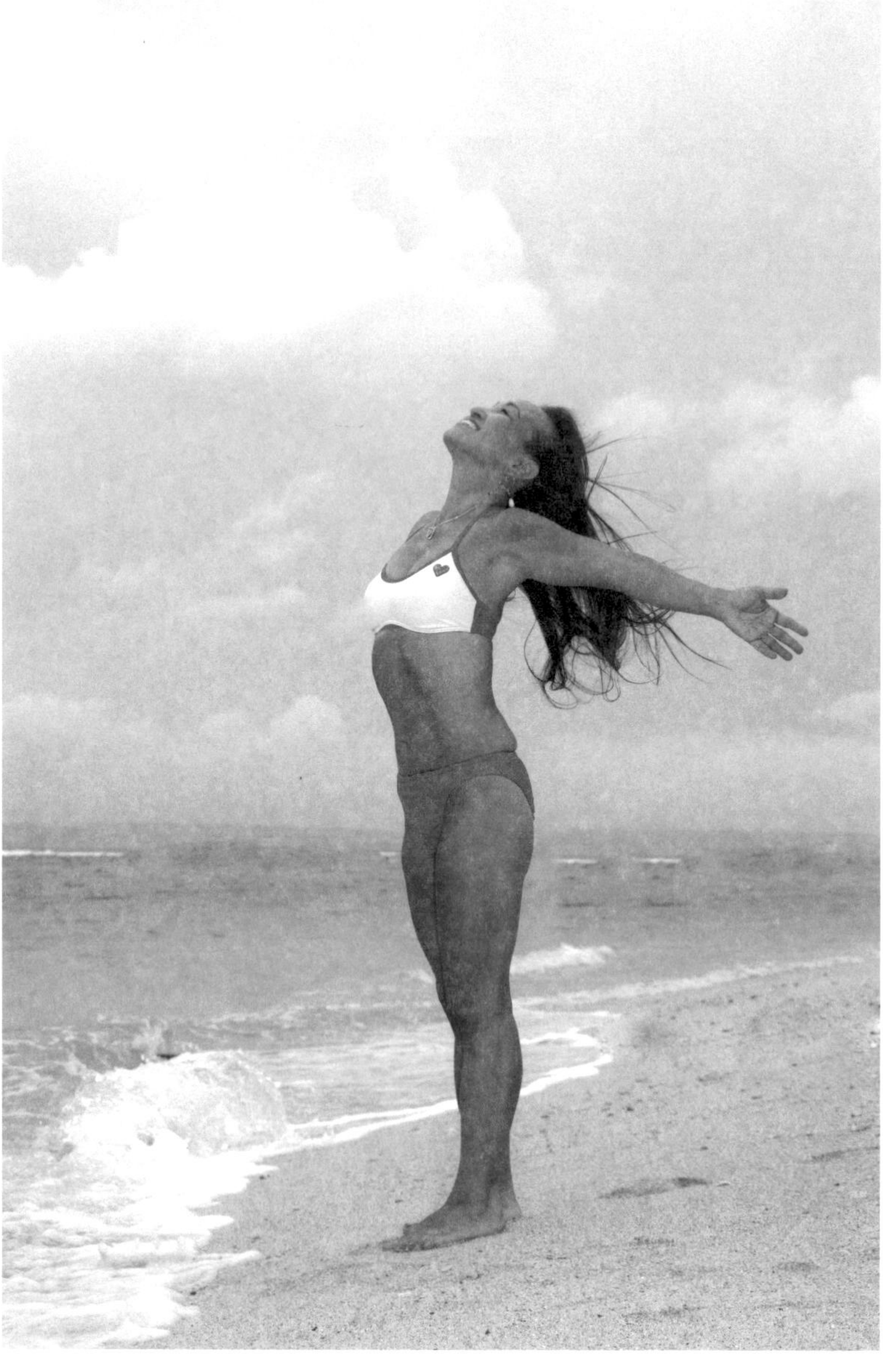

A.R.M.式
スクワットとの
出会い

第2章

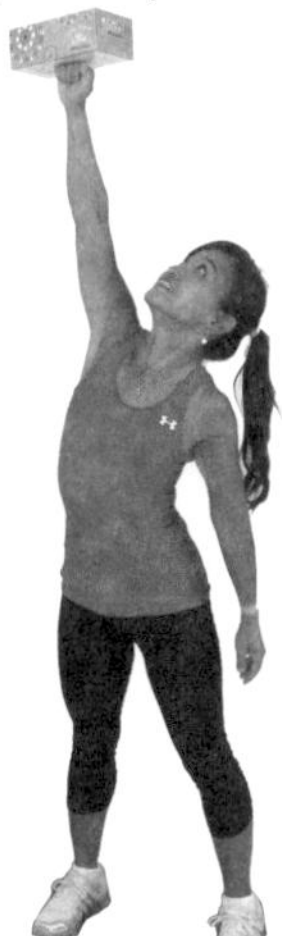

積極的に動き、自らの回復力を高める新しいトレーニング法

第1章では私の半生について振り返りました。自分でいうのも何ですが、本当にごく一般的な地味で目立たない普通の主婦だったと思います。

そんな私が本を出版するまでになったのは、やはりA.R.M.式スクワットのおかげです。

私がA.R.M.Tokyo（現在、コーチとして活動しているパーソナル・トレーニングジム）と出会ったのは、約10年前。現在のA.R.M.Tokyo代表である木村誠作氏がA.R.M.Tokyoの前身である木村氣術院という治療院を経営していた頃です。

当時の私はハードワークや不摂生な食生活、ストレスなどにより、身体は絶不調。なかでも頸椎炎による首や肩甲骨付近の傷み、右手の痺れに数年間悩まされていました。

なんとか治したい！　と、ありとあらゆる整体院、整骨院、マッサージ、整形外科を訪れましたが何をやっても治りません。そんなある日、インターネット上のサイトで木村氣術院を見つけ、他の医院に向かう時と同じように「今度こそは！」と祈るような思いで足を運びました。

木村代表は私の症状を診たあと急に「スクワットをやってみて」と私に命じました。私は頸椎炎で悩んでいるのに「なぜスクワット？」と思いつつも、言われたとおりスクワットをしてみたところ、びっくり！　あれだけ色々なクリニックを訪れても全く回復しなかったのに、**木村代表の指示通りスクワットをしただけで痛みを感じなくなったのです。**まるでキツネにつままれたかのようなあまりの回復ぶりに驚き、しばし呆然としてしまいま

した。

　その後、２０１３年に木村代表はA.R.M.Tokyoを開業。その時「モニターとしてトレーニングを受けないか?」と誘われました。当時、別のスポーツクラブで筋トレの指導をしていた私は興味津々でモニターとしてトレーニングを受講することになりました。

　当時のA.R.M.Tokyoのトレーニングは1時間。すでに受講されている方は分かると思いますが、筋トレの指導者である私が行っても「辛い!」「厳しい!」と感じるもので、帰りは駅まで歩いて帰れないくらいフラフラになりました。

　しかしそれと同時に、木村代表が「あと少し!」「もうちょっと頑張れ!」と声をかけてくださるので、自分を限界まで追い込めているという達成感もありました。当時の私は自分で筋トレを行っていましたが、自分の力だけだとどうしても「辛い」と感じたらやめてしまい、あと一歩というところまで追い込めません。しかしA.R.M.Tokyoのトレーニングは動作そのものはそんなに複雑ではありませんが、確実に自らの肉体を限界まで追い込んでいきます。だからこそ、当然ながら今までの自分一人だけのトレーニングより効果が上がります。そ

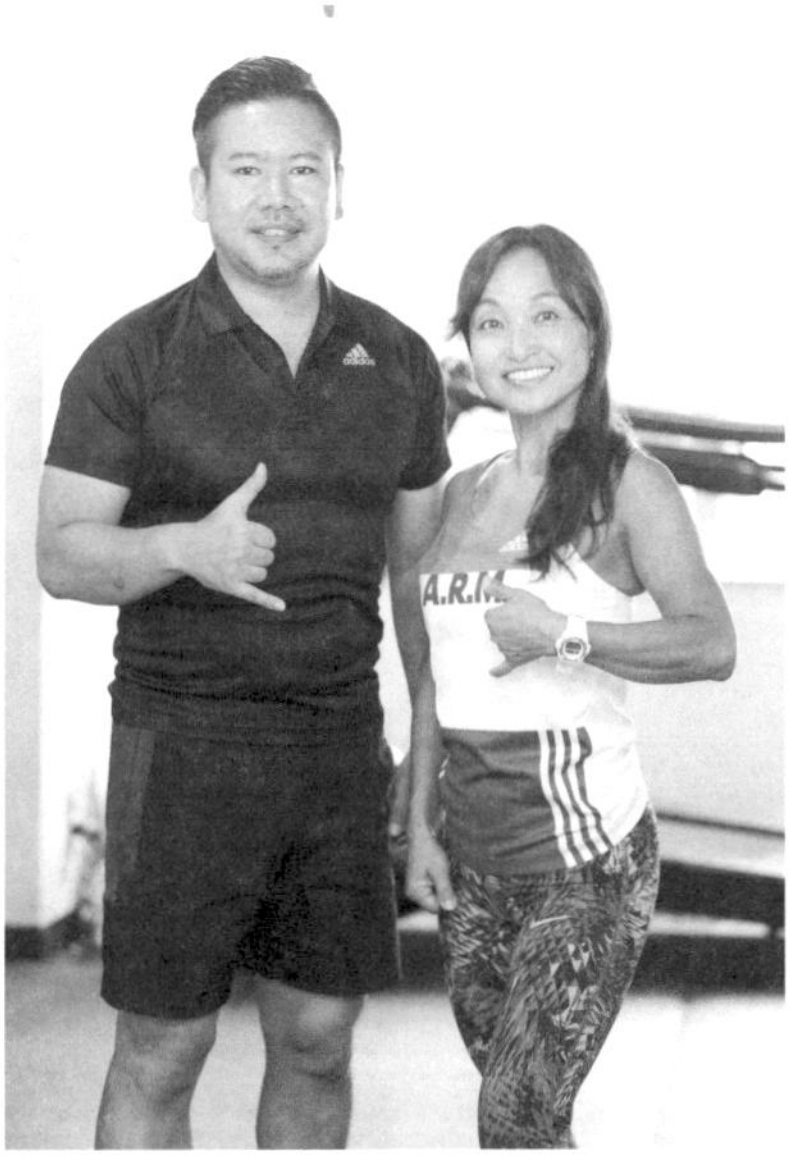
A.R.M. Tokyo 木村誠作代表と

の魅力に取り憑かれ、トレーニング時間は1回30分にしてもらったものの、その後3年間、毎週継続して身体作りをするようになりました。

A.R.M.Tokyoでトレーニングを受けるようになってから、**頸椎炎やじんましん、花粉症といった症状が改善しただけでなく、痛みや疲労も感じなくなりました。**例えば、捻挫をしたとしましょう。普通は捻挫をしたら一週間ぐらい安静にして、できる限り足を動かさないようにすると思います。しかしA.R.M.Tokyoではそのような状態でもトレーニングを行います。捻挫しているのにトレーニングなんてして大丈夫？　と思われる方もいるでしょう。

A.R.M.Tokyoでは捻挫をした場合、捻挫の痛みを感じないフォームでスクワットなどのトレーニングを行います。すると、**トレーニング終了後には捻挫の痛みをほとんど感じない身体になっているのです。**

なぜこのようなことが起こるのか。A.R.M.TokyoのA.R.M.とはアクティブ・リカバリー・メソッドの略。直訳すると、＜積極的回復法＞になります。この〝積極的〟とは、患者が医師や治療家の施術を受動的に受けるのではなく、自らの力で〝積極的〟に回復させるという意味から来ています。

A.R.M.は木村代表が治療院を経営した時に生み出したメソッドです。ある日、一人の患者さんが「予約時間に遅刻してしまう！」と駅から全速力で治療院に駆け込んできたそう。その方には、それまで色々な施術を試してみましたが、なかなか回復しませんでした。しかしその日だけは基本的な施術を行っただけで、患者さんの痛みがなくなったそうです。

この経験をヒントに、木村代表は「セラピストが筋肉や骨格を整えるよりも、クライアント自身が少し限界を超える運動をする方が筋肉を緩め、さらに骨格を調整するのでは？」という仮説に辿り着き、それを突き詰めた結果、生まれたのがA.R.M.です。

私自身もA.R.M.のトレーニングを受けるようになってから、

- **疲労やケガの早期回復**
- **ストレス緩和**
- **精神力の強化**
- **全身の筋力の強化**
- **感情のコントロール力の強化**

などさまざまな症状の改善・効果を感じました。

なかでも印象的だったのが、食生活の変化。私は基本的に、お肉や揚げ物、ビールなど高カロリーなものが大好きで、野菜が苦手な人間です。それなのに、A.R.M.を始めてから体質が改善されたためでしょう。身体が疲れたあとでも「甘いものを食べたい！」とい

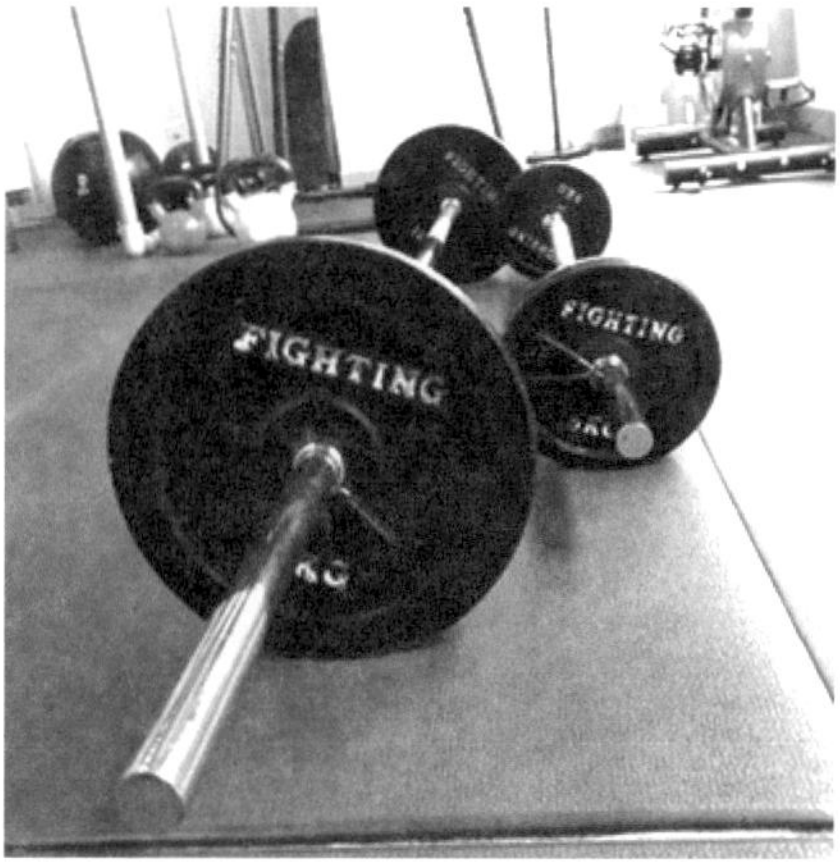

A.R.M.のおかげで体力もつきました

う欲求がなくなり、**糖分の消費量が一気に減りました。**その上、身体が欲しているのでしょう。**苦手だった野菜も月に1回程度の割合で猛烈に食べたくなります。**

通常のダイエットジムでは食事療法がありますが、トレーナーの指示を受けるがまま、食べたい物を我慢して、食べなくてはならないものを何とか工夫して食べるというのが一般的だと思います。しかし**身体の芯から体質改善して、「食べなくてはならないものだけを欲する身体」にしてしまえば、無理な食事療法をする必要もありません。**

私自身、糖分を欲しがらなくなったことと、継続的に効率的に運動する習慣を身に付け、代謝が上がり血流が良くなったことで、揚げ物やビールなど食べたい物を食べたいだけ食べても常に身体は引き締まったまま。**ここ数年間、体重の増減を気にしたことはありません。**

A.R.M. トレーニングの効果

ほかにも、A.R.M. のトレーニングには嬉しい効果がたくさんあります。

例えば、毛髪。男女問わず、30代後半になってくると、髪の毛が細くなってきたのが気になる方も多いのではないでしょうか。薄毛の原因の多くは毛穴に詰まった皮脂などの汚れ。しかしA.R.M. のトレーニングを受ければ代謝が上がり、血行が良くなり、汗をかいて体温調整し毛穴が開くようになるので、**髪の毛も黒々とどんどん元気になっていきます。**

またストレス耐性の強い身体になることで、ストレスを感じなくなっていくので、食欲も湧きます。食欲は元気のバロメーター。1日3食しっかり食べることで健康的な身体を作っていきます。もちろん、前述の通り、継続的な運動習慣があるため食べても太りません。

以下、A.R.M.トレーニングのメリットを表にまとめましたのでご覧ください。

A.R.M.トレーニングのメリット

肩こり、腰痛、膝痛などの解消	継続的な運動習慣を身に付けることで、基礎体力がアップし、痛みへの耐性ができることから、肩こり、腰痛、膝痛などの回復力がアップする。
ケガや疲労の早期回復	体調が悪い時も積極的に身体を動かし肉体を極限まで疲れさせることで、回復のスイッチが入り（おそらく若返りの成長ホルモンとして注目を浴びているマイオカインの大量分泌）、ケガや疲労からすぐ回復できるようになる。
基礎体力や身体の基盤の強化	年間を通じて、継続的な運動習慣をつけることで、基礎体力のアップはもちろん、身体全体（内臓、自律神経、呼吸器官、消化器官、吸収力、排泄機能など）の機能を強化。
ストレス緩和	日常のストレスよりも強い負荷をかけることで、ストレスや痛み、疲労を感じなくなる身体になる。
ボディメイク	継続的な運動習慣をつけることで、美しく健康的なボディラインを作ることが可能。

A.R.M. トレーニングの特徴

姿勢改善	基礎体力が付くことで姿勢が良くなる。
ヒップアップ効果	お尻の筋肉が鍛えられることで、ヒップアップに効果的。
食欲増加	健康的な運動習慣が身に付くことで、身体の代謝がアップし、血流が良くなることで、1日3食美味しく食べることができる。代謝が向上し、消化機能も強化されるので、食べたいだけ食べても体重は増加しない。
アンチエイジング効果	基礎体力がアップすることで、筋肉が若返り、20代の頃のような反応の良い身体になる。そのため、薬やサプリメント、治療などの効果が出やすくなる。また汗をかき、毛穴の開閉機能が活性化することで、肌もキレイになる。
薄毛解消	男女問わず、代謝が良くなり、血流が促進され、毛穴が開くことで、毛穴の皮脂の詰まりがなくなり、髪の毛が黒く太くなる。6月（梅雨の時期）には、夏の対策・毛穴を強化するメニューもあり。
むくみ解消	運動不足解消により、むくみの症状を即座に改善。
更年期障害の改善	女性ホルモンの分泌を活性化するため。
不眠解消	しっかり疲れることで熟睡できるようになる。

では、このような広範囲の症状に役立つ A.R.M. トレーニングとはいったいどのようなものなのでしょうか？

その特徴を挙げていきます。

1．体調が良い時ではなく、体調が悪い時に始める

皆さん、スクワットなどのトレーニングを開始するのはいったいどのようなタイミングでしょうか？

「痩せたい！」「身体を鍛えたい！」など気持ちが前向きであったり、身体が健康な時が通常だと思います。

しかし、A.R.M. のトレーニングは肩こり、腰痛、膝痛、慢性疲労などの痛みや不調が出た時に始めるのです（もちろん、体調が良い時に始めてもＯＫです）。

A.R.M. のトレーニングは、先述の通り、木村代表が治療院を始めている時に運動療法として患者さんに行っていたものです。そのため、一般的なトレーニングと違って、患者さんの色々な症状を改善・回復させること、自ら治癒できる回復力を身に付けることを目的としています。患者さんの症状は、肩こり、腰痛、膝痛、慢性疲労、関節痛、寝違え、ぎっくり腰、打撲、捻挫、骨折、風邪、寝たきり、半身マヒなど本当にさまざま。自己の基礎体力をアップさせるという点ではどの患者さんもやることは同じです。だからこそ、非常に多くの方に効果のあるトレーニング法なのです。

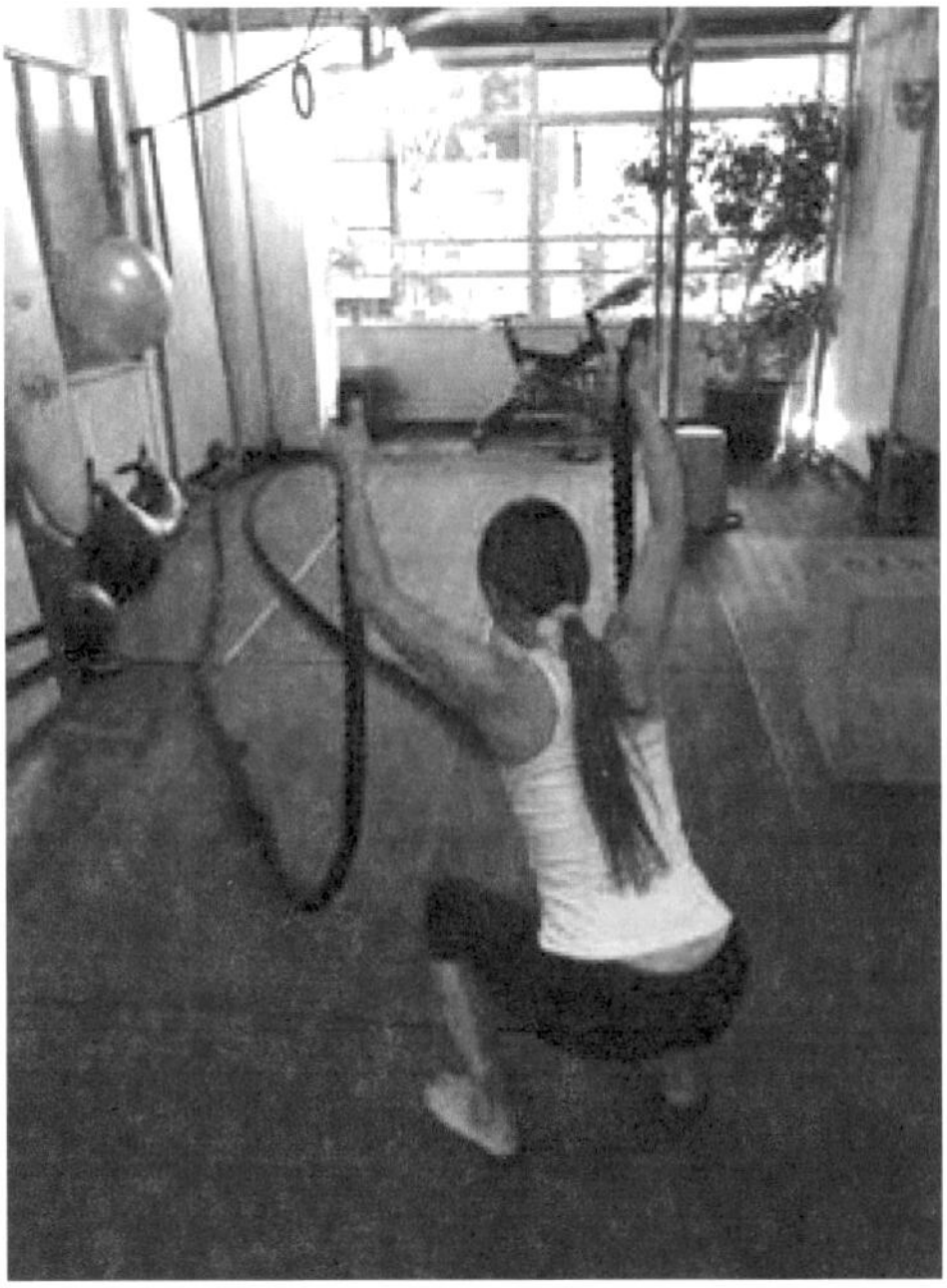

トレーニング開始当初は私も辛くて苦労しました……

2. だれでも簡単にできる

A.R.M. のトレーニングは肉体の限界にまで人々を追い込みます。正しく疲れることで、疲労回復のスイッチが入り、即座に回復させるのですが、トレーニングの内容自体は地味で簡単なものばかり。詳しくは第3章で述べますが、最初の頃は寝たきりや半身マヒの人でもできるような単調な動作の繰り返しです。

しかしその単調な動作を身体が動かなくなる、もうダメ——という限界までやり続けるのが A.R.M. の流儀。そのため、今までにない達成感や爽快感を覚えることができます。

トレーニングジムというとスポーツや運動好きが集まるイメージがありますが、A.R.M.Tokyo には運動経験がない一般の主婦なども訪れます。もちろん、運動が苦手、運動音痴といった人たちでも継続できるよう指導するので、「途中で挫折」なんていう例はほとんど聞いたことがありません。

木村代表いわく、運動が得意な人よりも苦手な人の方が A.R.M. のトレーニングに向いているそう。なぜかというと、運動経験がない人は「運動とは辛く厳しいものだ」という思い込みがあるので、どんなにハードなトレーニングでも「こんなものだ」と乗り越えられるから。逆に運動に自信のある人の方が「なんて大変なんだ」と努力を放棄しがちなそうなのです（笑）。

大変だけれども、15分努力した先には今まで感じたことのない達成感や爽快感を味わえる。そうやって自分を鼓舞できる人が向いているかもしれません。

3．年間を通じて、さまざまなメニューを提供

A.R.M.Tokyoには色々な症状を抱えたお客様が訪れます。そのようなお客様に対応するため、豊富なメニューを用意。また花粉症の時期や梅雨時など季節に応じてもメニューを変えています。

多くのダイエットジムなどのパーソナルトレーニングの期間は3カ月程度。しかしたったそれだけの期間では体質を根本から改善することはできませんし、トレーニングを終了したら、元の体形にすぐ戻ってしまいます。

A.R.M.Tokyoでは「年間を通して、継続的な運動習慣を身に付ける」ことを重要視しています。定期的に運動する習慣があれば健康になれることは誰の目から見ても明らかですよね。しかし、ずっと同じメニューでは飽きてしまいますし、身体も慣れて、同じ運動では効果がなくなってしまいます。時期やその人に応じた運動メニュー・量を提供することで、一生ものの運動習慣を身に付けることができます。

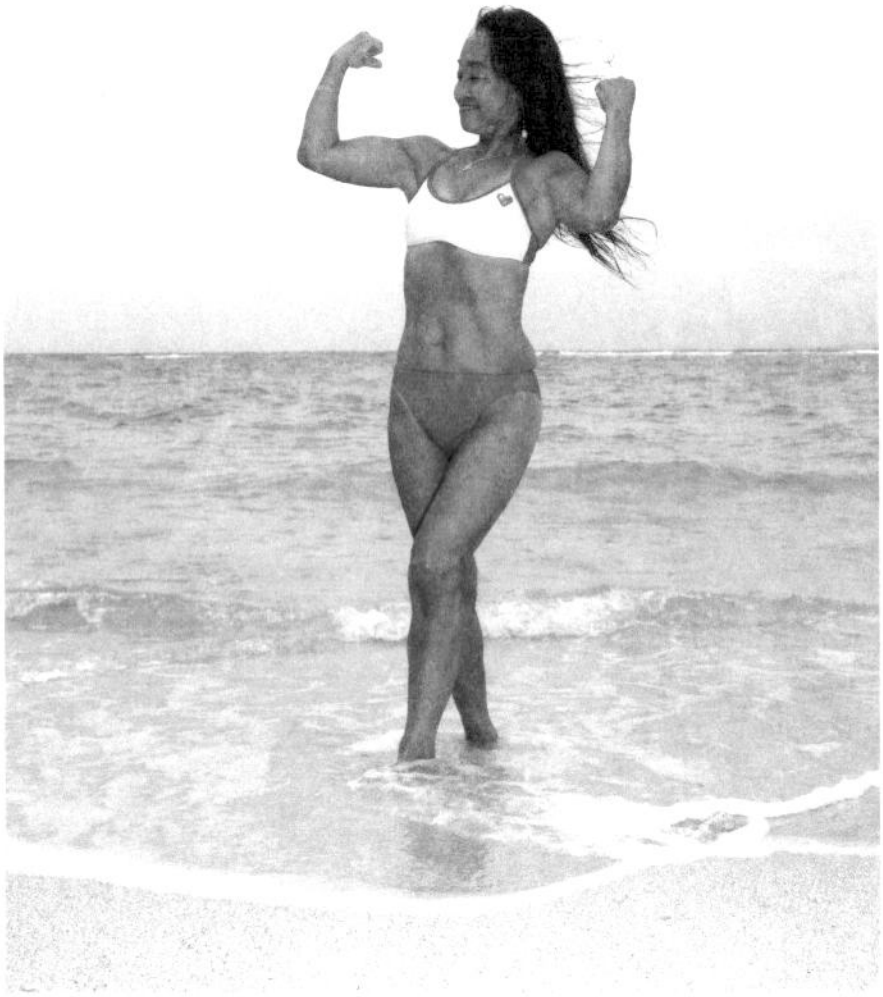
A.R.M. のトレーニングのおかげで、
今では私も健康です！

4．肉体を限界にまで追い込むことでメンタルが強くなる

一般的なダイエットジムの成果は体重を落とすことです。しかしA.R.M.Tokyo ではただ体重を減らすだけのダイエットは推奨していません。A.R.M.Tokyo が目指すのは、人々が定期的な運動習慣を身に付け、健康的な身体を作ること。それと同時に自然とメンタルも鍛えられます。

A.R.M.Tokyo のお客様の８割は日々、ストレスにさらされることが多い経営者やフリーランスの人たち。そのような方でも「苦しい」「辛い」と思えるまで肉体を追い込むので、自然とメンタルも強くなります。その結果、会社の業績が悪い、思いがけない出来事に遭遇したなど不調な時も「このぐらい大したことない！」と前向きに捉え、現状を肯定的に突破できるようになったという方が大勢います。

5．一週間たった15分の運動でも効果あり！

「身体を鍛えたい」と思いつつも、仕事や家事に忙しくて、時間が取れないという人も多いと思います。しかしA.R.M.のトレーニングは一週間たったの15分。だけど、絶大な効果あり！　ジムまでの移動時間含め1時間程度の余裕があれば、誰でも健康的な運動習慣を手に入れることができます。

一般的なジムは最低でも30分、60〜90分程度はトレーニングするのが普通です。しかし大して疲れもしない運動をいくら長く行っても、疲労が蓄積するだけで、身体が回復することはありません。それよりも、高強度・低回数の運動を継続することで、定期的に「しっかり疲れた」を脳に自覚させ回復のスイッチを入れて、効率的に自らの身体機能をアップさせていきましょう。

A.R.M.トレーニングの中でも特におすすめのスクワット

ここまでA.R.M.のトレーニングの特徴や効果について述べてきました。数あるトレーニングの中でも特に私がおすすめしているのが〝スクワット〟です。

スクワットは、大腿四頭筋《だいたいしとうきん》（歩行に不可欠な筋肉）や腸の筋肉、大臀筋《だいでんきん》などのお尻の筋肉群、腿の裏のハムストリングス、肛門括約筋、骨盤底筋群（尿漏れを予防する筋肉）など単純な動作で**ありとあらゆる筋肉を効果的に鍛えることができます。**全身の筋肉を鍛えることで血流も促進され、気持ちも晴れやかに。まさにいっぺんに全身を鍛えるのに最も効果的な運動です。

　またスクワットは子供から女性、お年寄りまで誰でもできます。ジャンプだと筋断裂、他の運動では捻挫や関節痛を引き起こす可能性がありますが、その心配もありません。前述の通り、捻挫、五十肩、ぎっくり腰、半身マヒなどどのような状態の人でも安全にできる唯一のトレーニングなのです。

　しかもA.R.M.のスクワットはただ筋力を付けて身体を引き締めるだけではなく、短時間・少ない回数で肉体・精神の両面から負荷をかけることで、回復力を高めます。

　また一般的なスクワットは慣れてきたら、重りや回数を変えることで負荷をかけていきますが、A.R.M.式スクワットはフォームの変化によって負荷を増やしていきます。このように常にフォームを進化させることで、トレーニング受講者は飽きることなく、まるでスポーツを楽しむかのように年中スクワットを続けることができます。

　もちろん、全身運動になりますので、「A.R.Mトレーニングのメリット」の表の中にある効果をすべて実感することが可能です。

　そんな夢のようなスクワットの方法があるならぜひ知りたい！　という方も多いでしょう。第3章では、どのようにA.R.M.式スクワットをするのか具体的に説明していきます。ぜひ方法を覚えて、実践してみてください。

実践!
A.R.M.式
スクワットの
方法を解説

第3章

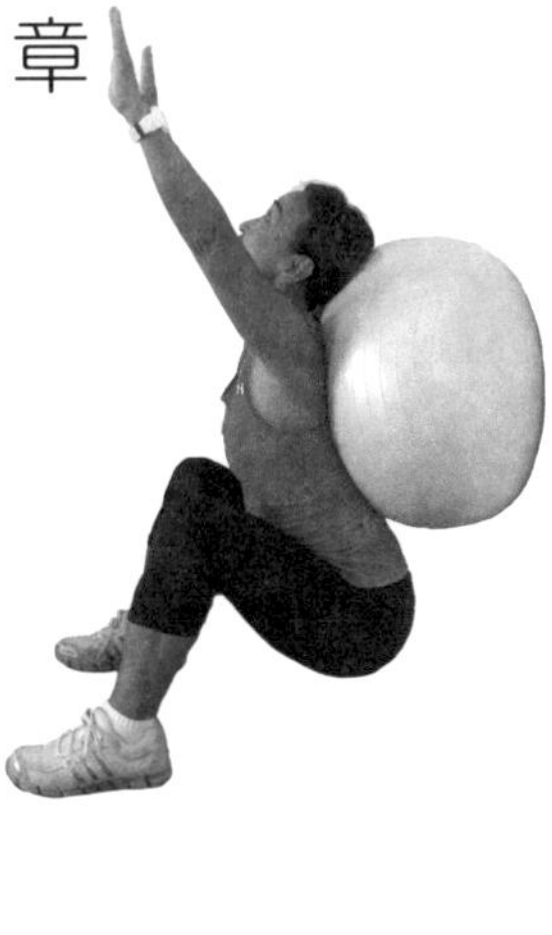

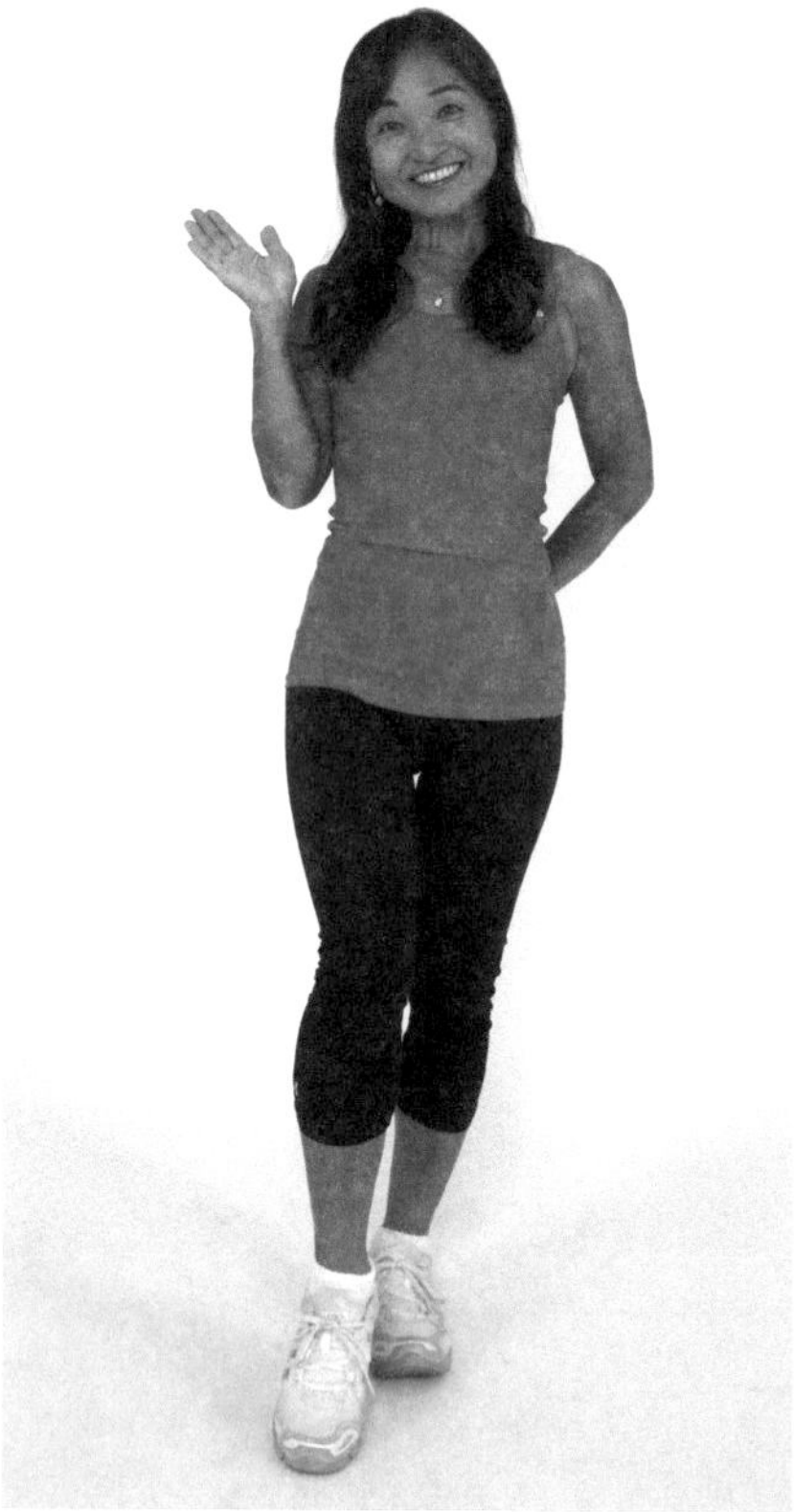

A.R.M. 式スクワットを実践してみよう

ここまで読んで、A.R.M. 式スクワットに興味をもった方も多いのではないでしょうか?
実際に A.R.M. 式スクワットはどのようにするのか? 方法を解説します。

事前準備

・トレーニングウェアに着替えましょう。ない人は、運動しやすい格好ならOKです。たった15分ですが汗をかいたり、足を動かしたりするので、動きやすく、汚れても問題ない格好で行うことをおすすめします。

・場所はどこでもかまいませんが、正しいフォームで行えているか確認するため、全身鏡があるとベターです。

・スクワット前は必ずお水を用意してください。15分の運動だからといって侮ってはいけません。私は大体500㎖のペットボトルを丸々1本消費します。一つのトレーニングが終わったら一口飲むなどこまめに水分補給しましょう。

・妊娠中や持病のある方は、必ず運動をして良いか事前に医師に確認しましょう。ケガや病気の早期回復を促すA.R.M.式スクワットですが、プロのトレーナーがついていない場合、方法を間違えると状態を悪化させてしまうことも。痛みや不調を感じたら、いったんスクワットを中止して、P87の＜回復プログラム＞を試してみてください。変化を感じない場合は、すぐに医師に相談しましょう。

・音楽をかけると気分が上がります。アップテンポな曲がおすすめです。他にも、トレーニングのモチベーションアップにつながるものはどんどん活用していきましょう♪

注意事項

・食後すぐや空きっ腹の時に運動すると消化などに悪影響を与えることがあります。食後1、2時間経ってからトレーニングするのがおすすめです。また起きてすぐ運動をすると脳が活性化し、全体の代謝量も上がります。夜は逆に身体が元気になってしまい、眠りにくくなるので気を付けましょう。

・運動直後は代謝が上がり吸収率がアップするので糖質の摂取は控えてください。代わりにおすすめなのが、肉、魚、チーズ、豆腐、プレーンヨーグルトなどたんぱく質を摂ること。効率的に身体に吸収されエネルギーへと変換されます。またプロテインの摂取もおすすめです。最近は味付けされて飲みやすいものなど色々な種類が販売されていますので、この機会にぜひ一度お試しください。

・トレーニング前後のウォーミングアップは、P87のA.R.M.式前頸骨筋オールアウトだけで充分です。

・トレーニング後、筋肉痛を感じることがありますが、決して悪いことではありません。筋肉痛はトレーニングを頑張った勲章。慣れれば痛みは緩和されますので、恐れずにトレーニングを継続してください。

・本トレーニングはお子様でも可能です。全身を効率的に鍛えることにつながりますので、ぜひ親子で毎週15分間、一緒にトレーニングしてみてください。

・本書では週に1回、15分のトレーニングを推奨しています。次にご紹介する方法からご自身の状態に合った方法を選び、週1回15分を目安に実施しましょう。毎日トレーニングしても、筋肉が疲労してしまうのでお奨めしません。また同じトレーニングをすると飽きてしまうので、その時の状態にあったものを適宜選びましょう。年間を通じて、運動する習慣を身に付けることを推奨しています。スタートから頑張りすぎず、ほどほどで構いませんので、週に1回15分運動する習慣を身に付けてください。

方法解説

① イスを使うA.R.M.式スクワット　難易度：★☆☆☆

1. イス（ソファでも可能）に浅めに座ってください。目線は少し上を向きます。イスは脚が長いほど強度が低く、短いほど高くなります。

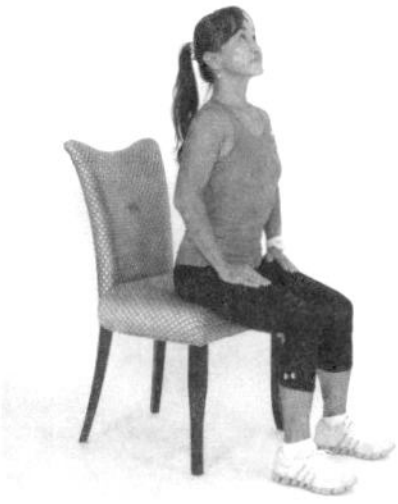

2.

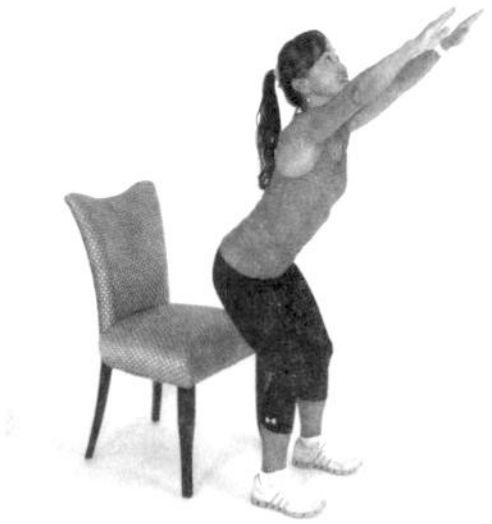

手を前に出しながら、5秒ぐらいかけてゆっくりと、膝の角度が45度くらいになるまで立ち上がってください。肩に力が入らないよう要注意！　また膝が前に出すぎないよう気を付けてください。

3.

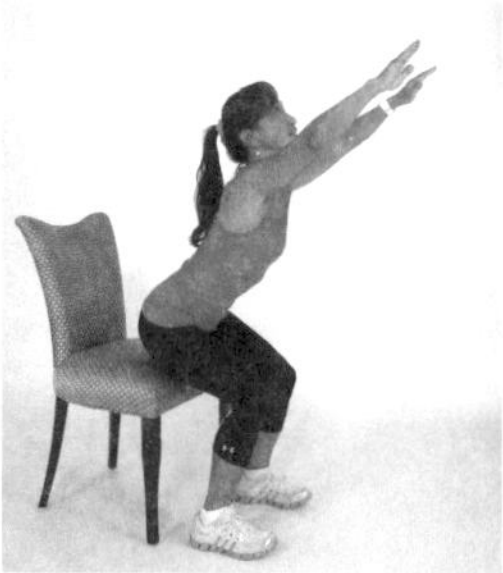

5秒ぐらいかけてゆっくりと座ります。

4.

2と3を7回繰り返します。7回目は2の動作をしたあと、イスに座るギリギリのところで7秒間、姿勢をキープしてください。

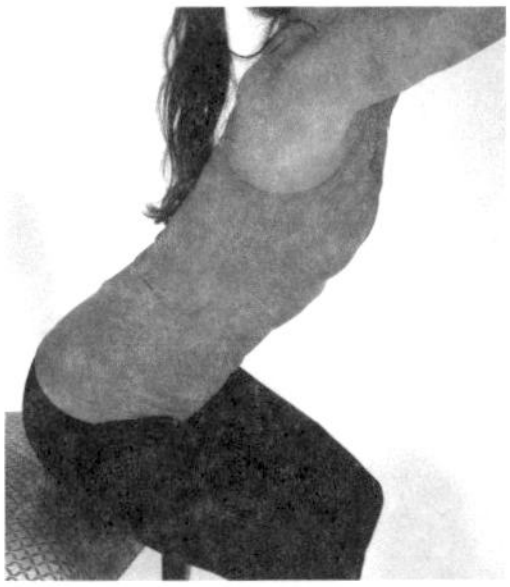

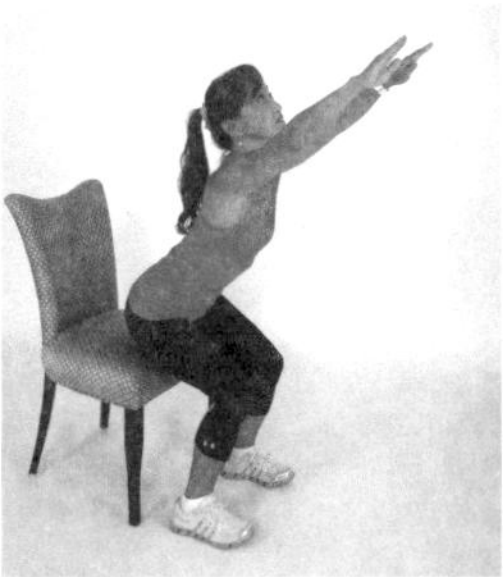

5.

同様に2と3の動作を5回繰り返し（5回目は5秒キープ）、最後に3回（3回目は3秒キープ）繰り返します。合計15回スクワットをしたら終了です。

【啓子コーチからのワンポイントアドバイス！】

強度低めのトレーニングで初心者でも可能なスクワットです。顔を下に向けないよう気を付けましょう。辛くなり下を向いてしまうと、首がつまって、頭痛を引き起こすことがあります。

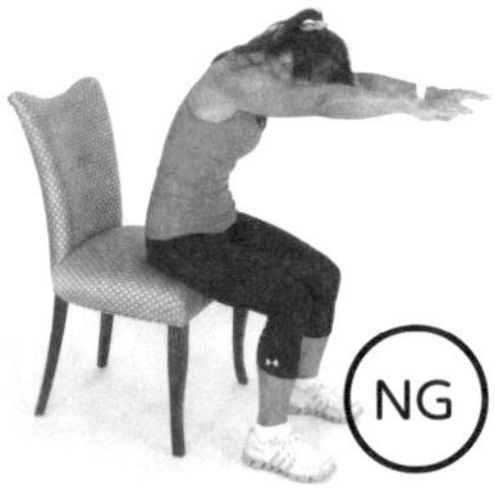

顔を下に向けるのはNGです

②壁を使うA.R.M.式スクワット　難易度：★★★★★

1.

壁の前に立ち、あごを上げると同時に、両肘を伸ばして壁の高いところに手をつけます。縮んでいた胸郭を開きましょう。

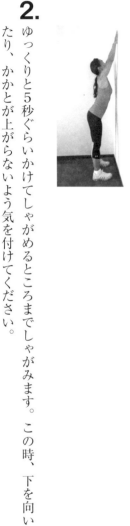

2.

ゆっくりと5秒ぐらいかけてしゃがめるところまでしゃがみます。この時、下を向いたり、かかとが上がらないよう気を付けてください。

3.

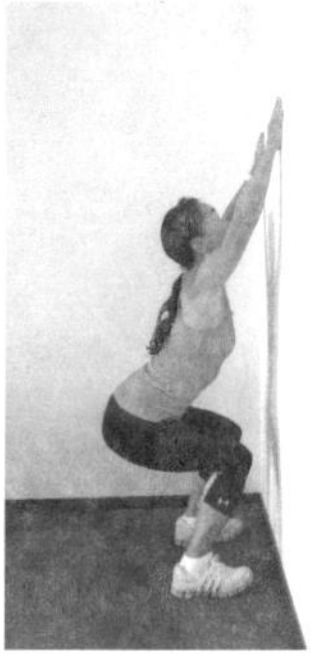

ゆっくり5秒ぐらいかけてしゃがみこんだ位置から上に10㎝くらいお尻を上げていきます。自分が一番キツいと思えるポジションがベストです。この時、肘が曲がらないよう気を付けましょう。肘が曲がってしまう人は、後ろに下がって壁から離れて行うと曲がりにくいです。

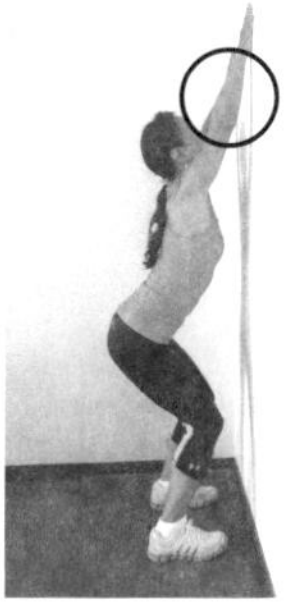

肘が曲がらないよう
気を付けて！

4.

また5秒ぐらいかけて2の姿勢に戻ります。

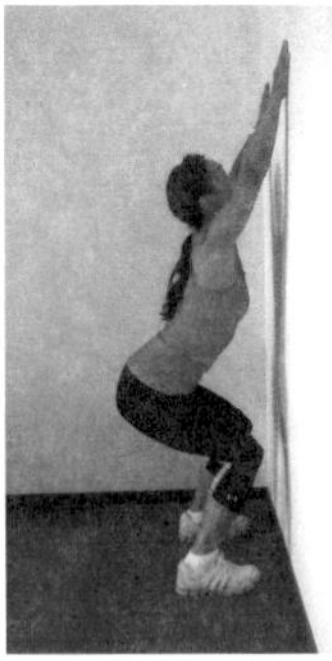

5.

1～4の動作を7回繰り返します。7回目は3で7秒同じ姿勢をキープしましょう。次は5回（5回目は3で5秒キープ）、最後に3回（3回目は3で3秒キープ）繰り返して終了です。

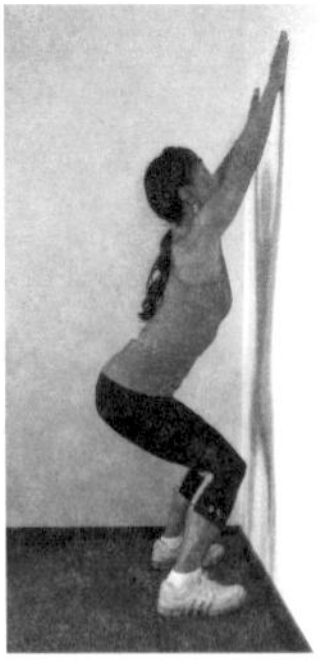

【啓子コーチからのワンポイントアドバイス！】

全身を鍛える王道のA.R.M.式スクワットです。繰り返すうちに背中の筋肉にじわじわと効いてくるのが分かります。背中や膝の関節周りが硬い人に特におすすめです。辛い時は1セットごとに5秒程度の休憩を入れるか、次に紹介する「壁を使うA.R.M.式スクワット番外編」を行いましょう。

★壁を使うA.R.M.式スクワット番外編　難易度：★★☆☆☆

腕を上げられない人や通常の「壁を使うA.R.M.式スクワット」ではキツいという人のために壁から離れて行うスクワットを紹介します。

1. 壁の前に立ち、あごを上げると同時に、肩と同じくらいの高さの壁に手をつきます。足は少し開いておきます。

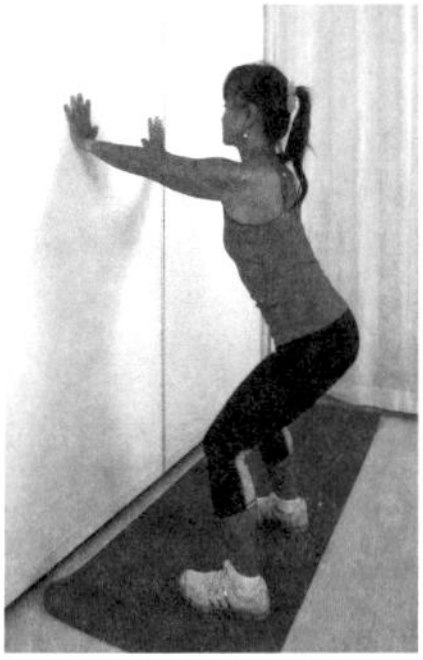

2. 「壁を使うA.R.M.式スクワット」の2〜5の動作を行います。

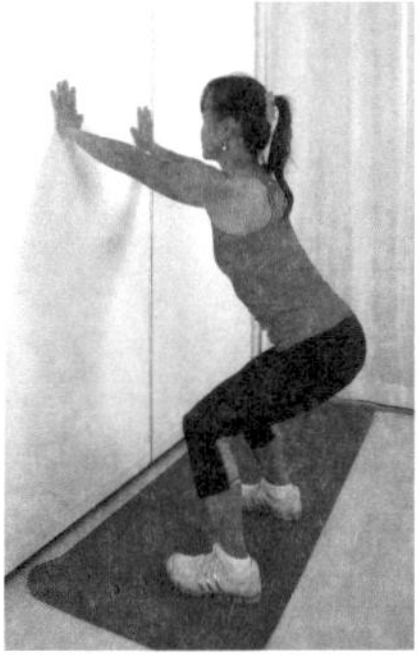

③エクササイズボールを使ったA.R.M.式スクワット　難易度：★★★★☆

1.

壁と背中の間にエクササイズボールを挟み込み、両腕を斜め上に伸ばします。同様に、足も前に突き出します。

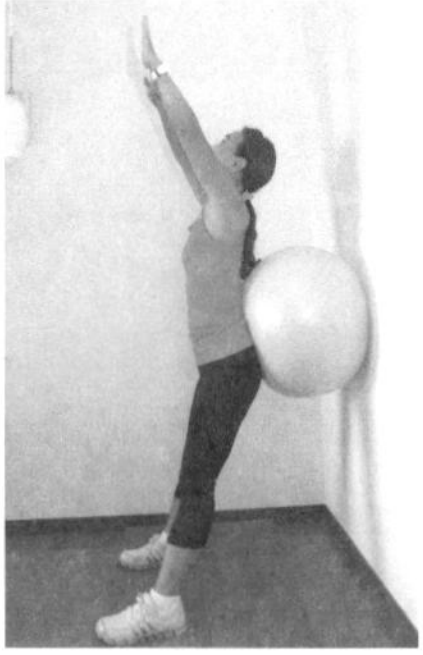

2.

あごを上げ、斜め下方向にお尻を下げていきます。ボールの下にお尻を沈めるイメージです。

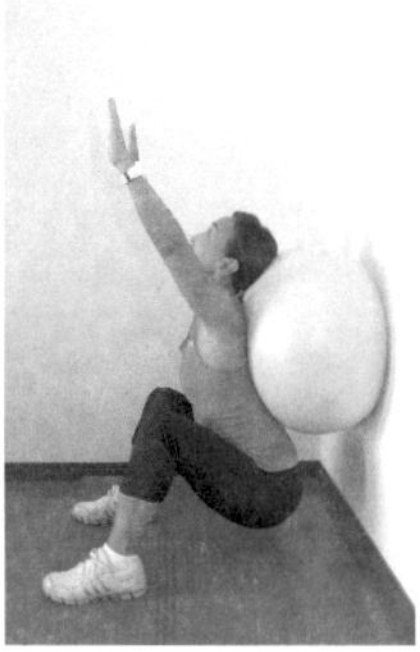

3.

1と2を15回繰り返します。

【啓子コーチからのワンポイントアドバイス！】

股関節が硬くてしゃがむのが難しい人のためのスクワットです。このスクワットをした後、「壁を使うA.R.M.式スクワット」を行うと、より深く沈み込めるようになると思います。

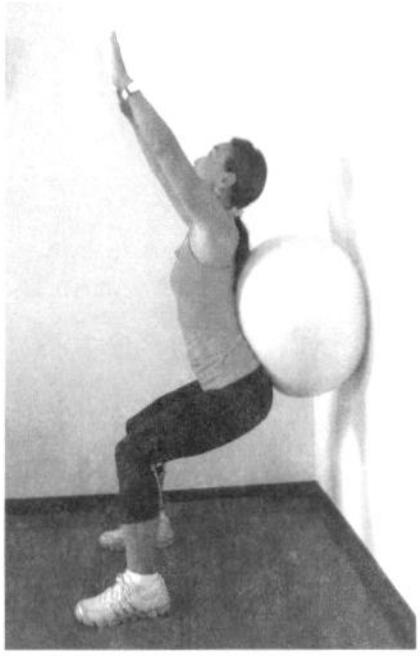

④ ティッシュの箱を使ったA.R.M.式スクワット

難易度：★★★☆☆

1.

まずはティッシュの箱を用意します。

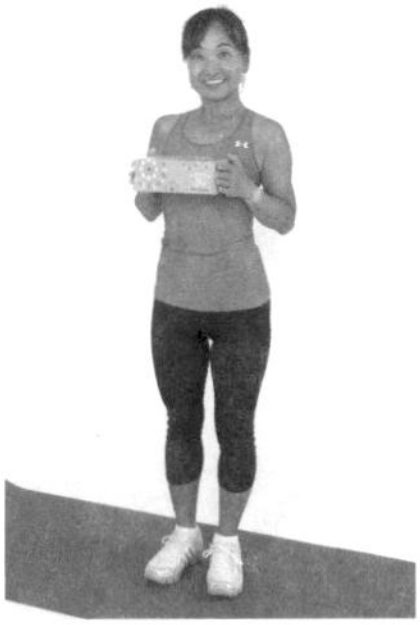

2.

足を広めに開き、片手を真っ直ぐにあげて握りこぶしを作ります。上げた手が真っ直ぐになるよう指の上に箱またはスリッパをのせます。箱が落ちないよう目線は上を向きましょう。

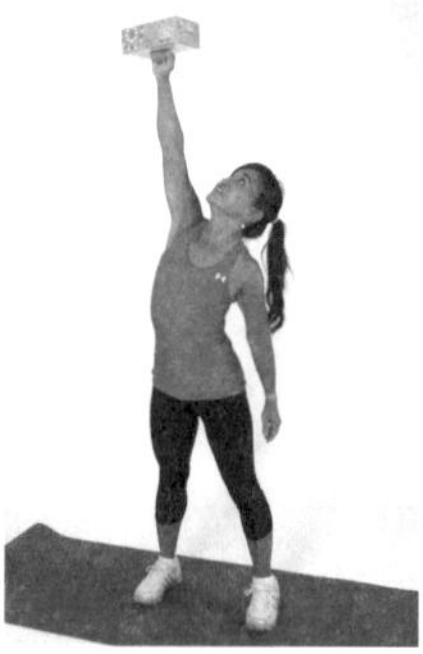

3.

空いた手をゆっくりと滑らせて、膝の下またはくるぶしを触ります。膝ではなくお尻を突き出して股関節を使うイメージです。

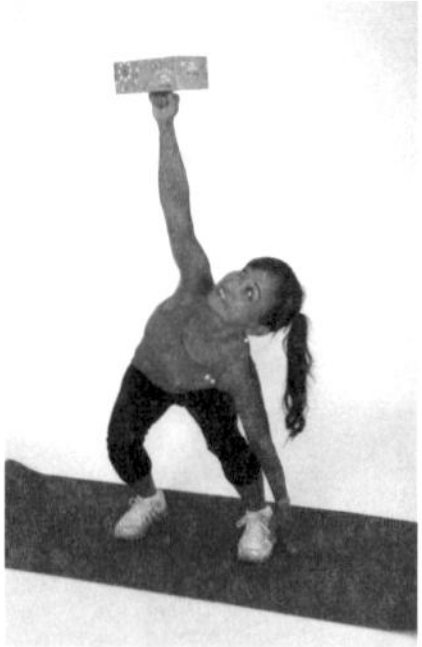

4.

1~3の動作を7回繰り返します。7回目は3の時点で7秒キープします。さらに同じ動作を5回繰り返し（5回目は3で5秒キープ）、最後にもう一度同じ動作を3回繰り返します（3回目は3で3秒キープ）。片方の手を終えたら、反対の手でも同じことをしてください。

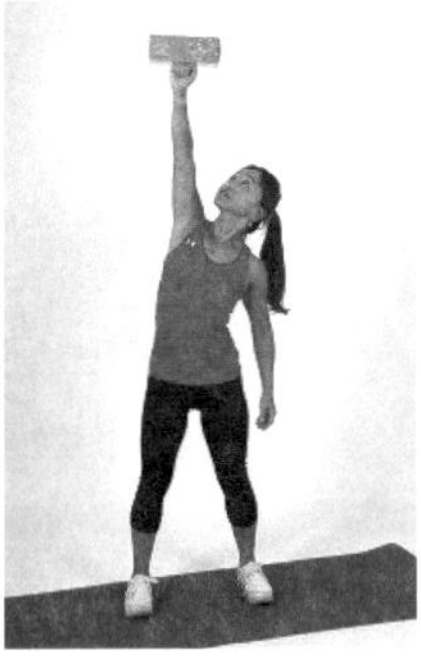

【啓子コーチからのワンポイントアドバイス！】
トルコ式ゲットアップ（上部のみ）とも呼ばれる古来のエクササイズです。ティッシュの箱では難しい場合はタオルでも代替可能。余裕のある人はお水をたくさん入れたやかんを使っても良いですよ。

◆症状別トレーニング◆

A.R.M. 式スクワットの一部をご紹介しました。A.R.M. 式スクワットはさまざまな効果をもたらすスクワットですが、ここでは肩こり、腰痛などの症状にお悩みの方のために、さらに有効な症状別の A.R.M. 式トレーニングをご紹介します。毎週継続して、ぜひご自身の回復力をアップし、早期回復しやすい環境を整えましょう。

A.R.M. 式 腰痛予防と回復力アップトレーニング

① タオル上げ下げ運動　難易度：★★★☆☆

1.

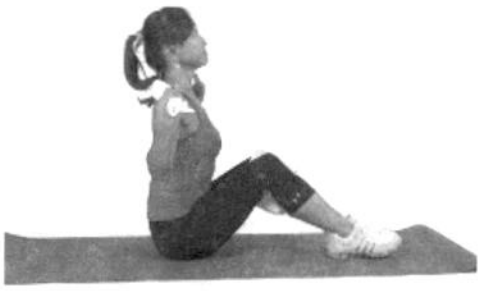

両膝を立てて座り座布団（またはクッションかボール）を内ももの筋肉を使って両膝でぎゅっと挟みます。そして、タオルを引っ張った状態で肩に置きます。

2.

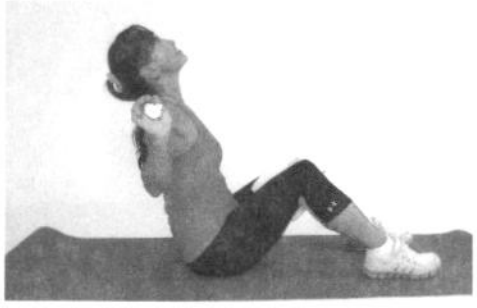

腰や背中を曲げないように身体を斜め後ろに倒します。

3.

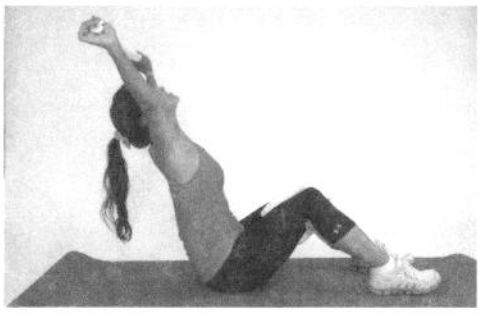

タオルを斜め上へと引っ張りながら上げます。目線は斜め上を見ます。

4.

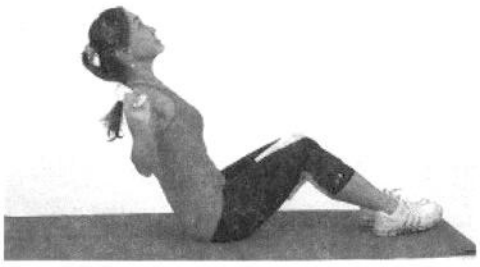

タオルを肩の上に下ろします。この時に背中が曲がらないように注意します。

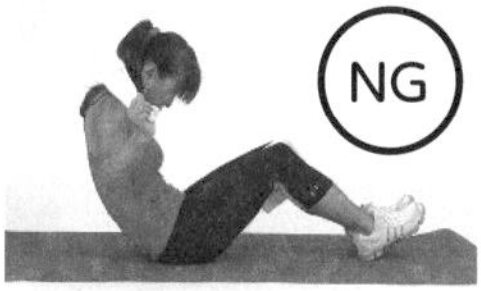

背中が曲がらないよう注意！

5.

3～4の動作を7回繰り返します。7回目はタオルを上げた状態で7秒キープします。同様に3～4の動作を5回繰り返し5回目は5秒間キープ、その後またさらに3～4の動作を3回繰り返し3回目は3秒キープします。

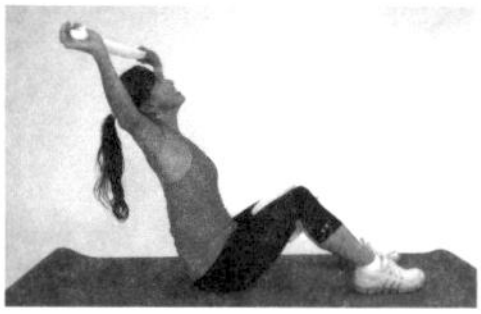

【啓子コーチからのワンポイントアドバイス！】

背中と腰の血流を良くするトレーニングです。腰痛の予防や回復力アップ以外にも、背中を美しくする効果があります。またイスに座りながら行えば肩こりの予防と回復力アップにもつながります（イスに座って行う時は両膝でタオルを挟む必要はありません）。

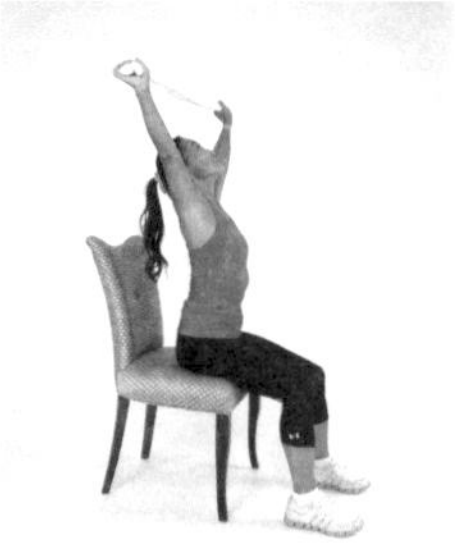

イスを使うときは両膝で
タオルを挟まなくてOK

A.R.M. 式 肩こり予防と回復力アップトレーニング

①プッシュアップ（腕立て伏せ）

難易度：★★★★★

1.

膝をついて四つん這いの状態になります。

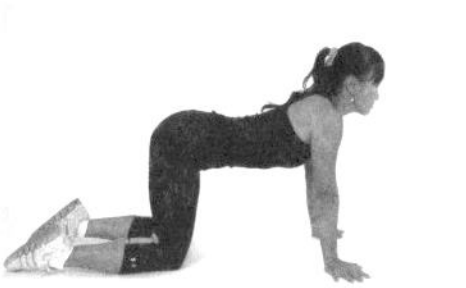

2.

上体を前に押し出して20秒キープします。

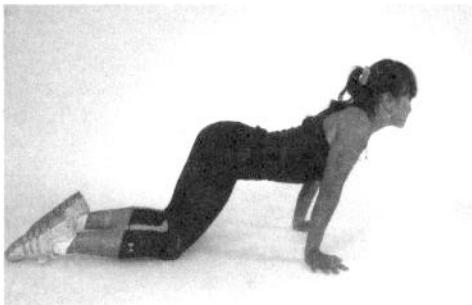

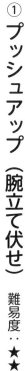

3.
1と2を3回繰り返します。

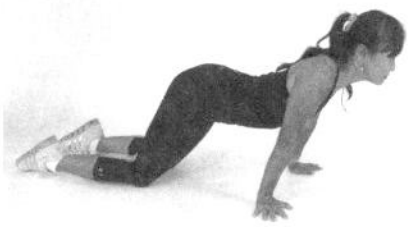

【啓子コーチからのワンポイントアドバイス！】
膝をついているから楽そうに見えますが、実際に行ってみると、かなり強度の高いトレーニングです。肩こりだけでなく、背中の筋肉を鍛えるのにも効果があります。

②プッシュ　難易度★★★★☆

1.
うつぶせになり両手を胸の横に置きます。

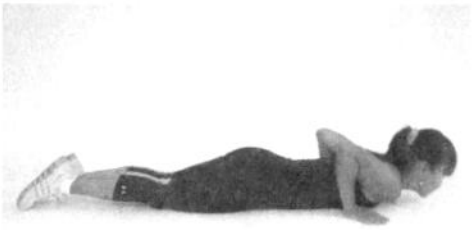

2.

胸が浮くまで身体を持ち上げます。目線は前を向きます。

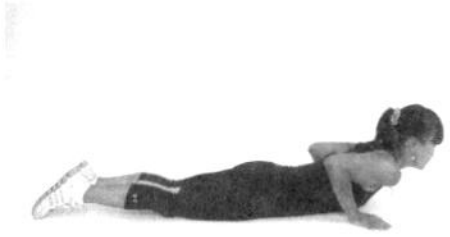

3.

上体を下ろし、あごを床につけます。

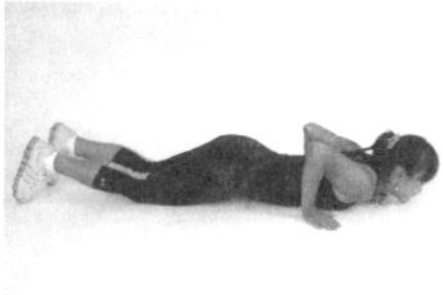

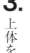

4. 1～3を7回繰り返し7回目は2の状態で7秒キープします。さらに5回（5回目は2で5秒キープ）繰り返し、最後に3回（3回目は2で3秒キープ）繰り返します。

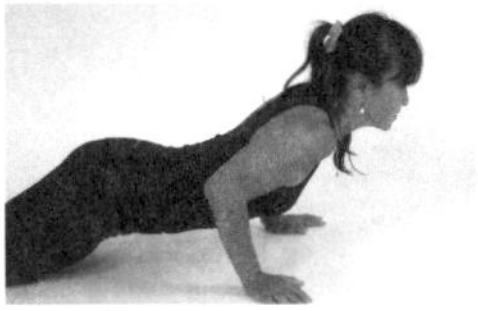

【啓子コーチからのワンポイントアドバイス！】

プッシュをすることで背中周りが気持ちよくなったと思います。肩こりの原因の一つが肩周りの血行不良。肩や肩甲骨周りの筋肉を積極的に動かすことで、肩こり知らずの身体へと変えていきましょう。

★プッシュ番外編　難易度：★★★★★

お腹をつけた状態でのプッシュは余裕！　という人は身体全体を持ち上げていきましょう。

1. うつぶせになり両手を胸の横に置き、お尻を上げます。

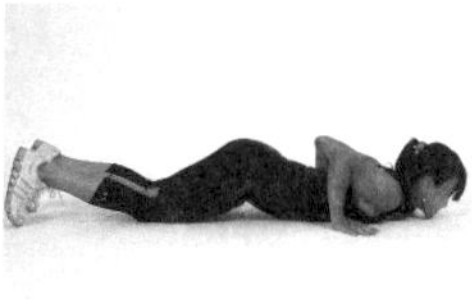

2.

膝をついたまま身体を真っ直ぐにして5秒かけて持ち上げます。

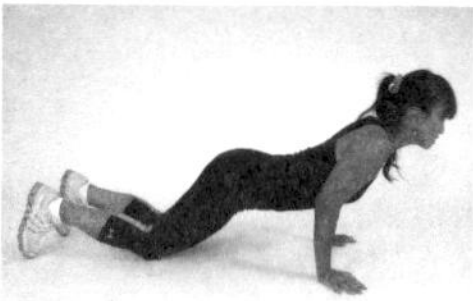

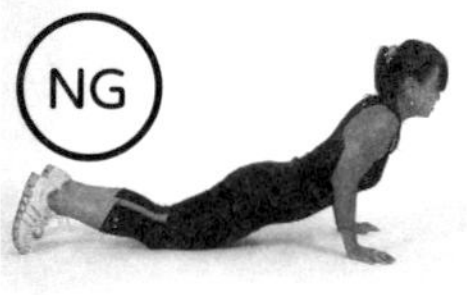

お尻が下がるのは NG

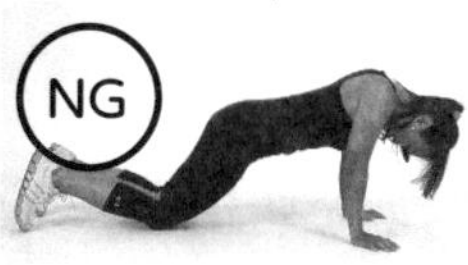

あごを引きすぎるのも NG

3.

また5秒かけて上体を下ろしていきます。

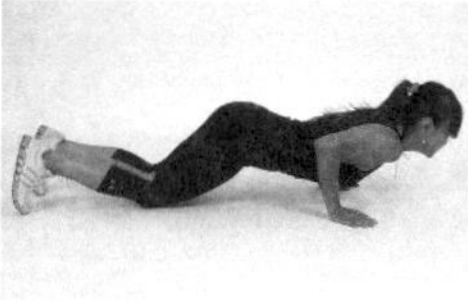

4.

2と3を7回繰り返し、7回目は7秒キープします。同様に2と3を5回（5回目は5秒キープ）繰り返し、最後に3回（3回目は3秒キープ）繰り返して終了です。

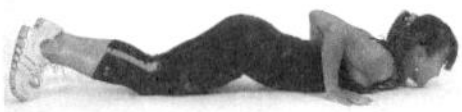

A.R.M.式 膝痛予防と回復力アップトレーニング

① かかと運動　難易度：★★☆☆☆

1.

イスの正面に立ち、右足のかかとを座面に軽くタッチします。その後、座面には乗せないようにして、足をゆっくり10回上下に動かします。この時、膝はまっすぐ伸ばし、目線は少し上に向けます。イスの脚の長さが低いほど簡単で、高いほど強度が増します。

2.

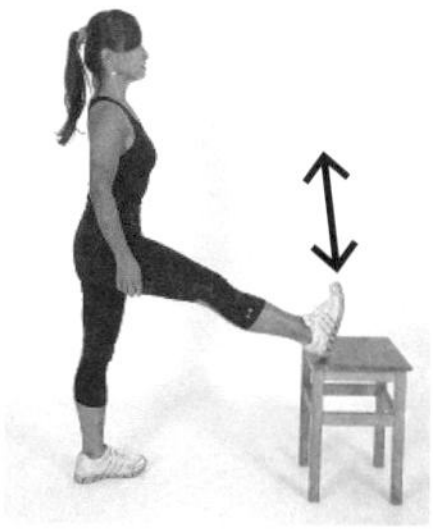

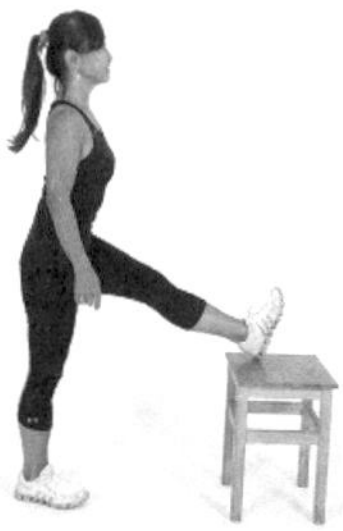

反対の足でも同じことを行います。より強度を高めたい人はゆっくり行いましょう。

【啓子コーチからのワンポイントアドバイス！】

この運動をすることで太もも前部の血流が良くなります。膝痛がある人は膝周りの筋肉がこわばっていることが多いです。回復力を上げて、痛みの出にくい体を作っていきましょう。

②つま先タッチ

難易度：★☆☆☆☆

1. イスを用意し、座面に正対する形で真っ直ぐ立ちます。目線は少し上向き。そして膝を曲げた状態で右のつま先を座面につけます。

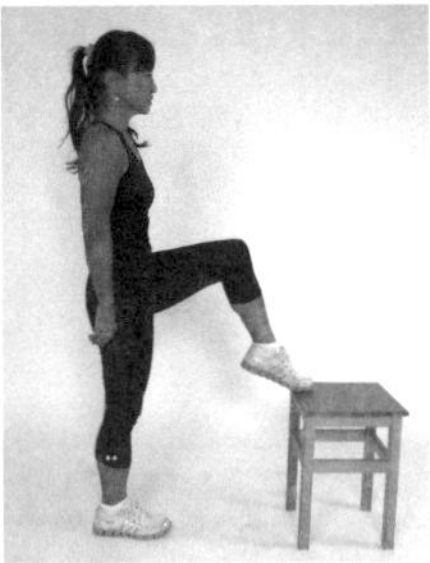

2. 次に左のつま先を同様に座面につけます。左右交互に10回繰り返しましょう。これを2セットします。

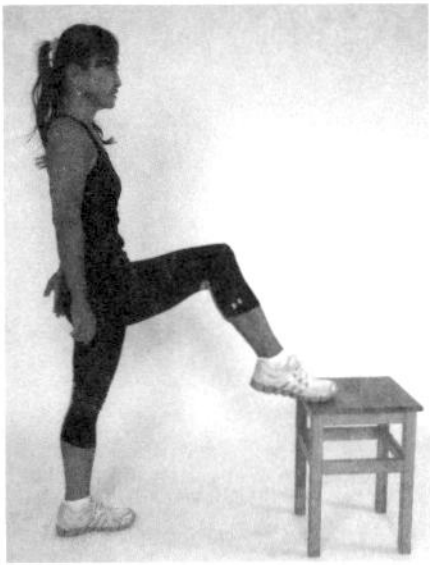

【啓子コーチからのワンポイントアドバイス!】

膝を伸ばしての運動が苦手な方におすすめのトレーニングです。できる方は、どんどんテンポアップしていきましょう。

③ かかとタッチ

難易度:★★☆☆☆

1. イスを用意して、膝を伸ばしたまま座面に足をのせます。

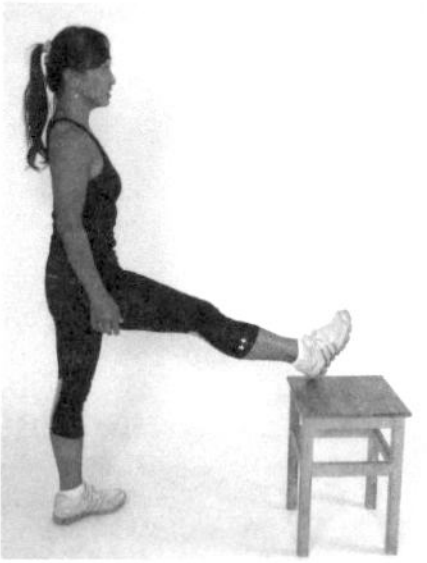

2. のせた足のかかとで座面の右端をタッチします。つま先が伸びないよう、かかとをしっかり90度に曲げてください。

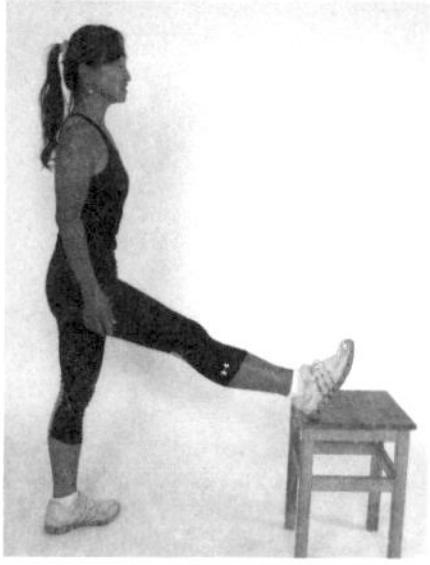

3. 次は左端をタッチします。これを左右交互に10回ずつ、2セット行います。片足を終えたら、逆の足でも同じことをしてください。

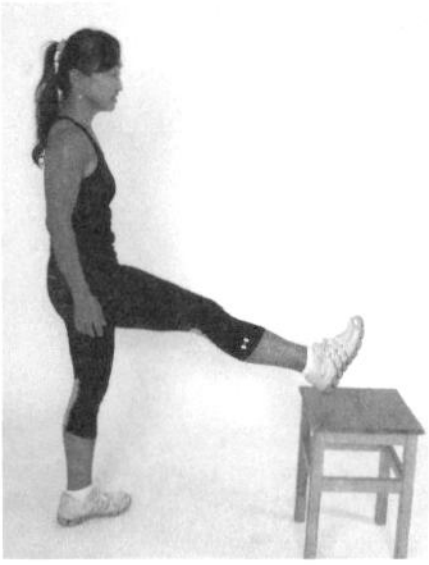

【啓子コーチからのワンポイントアドバイス!】
テンポが速いほど強度が低く、ゆっくり行うほど強度が高くなります。終わったら軽く身体を揺らして筋肉をほぐしてあげましょう。

④ 足回し

難易度:★★★☆☆

1. イスの前に立って、片足を膝を伸ばしたまま大きく10回まわします。キツい人はかかとを下ろした時休憩してもかまいません。

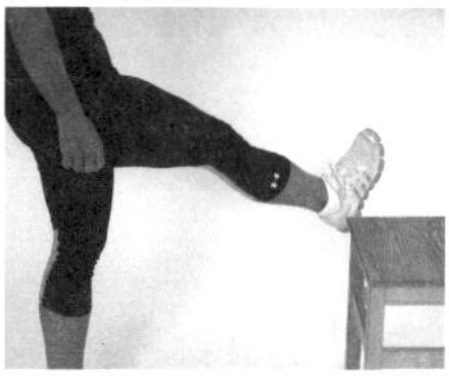

2.

次は反対回しに10回行います。

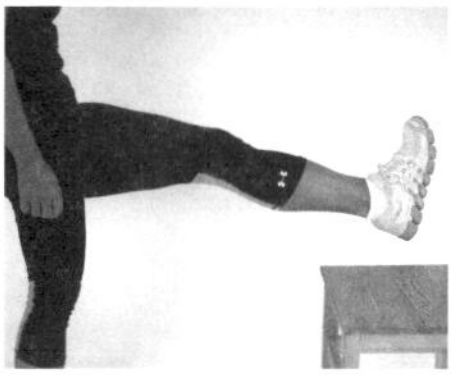

3.

同じことを反対の足でも行います。

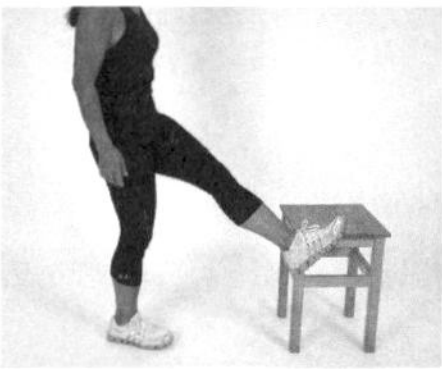

【啓子コーチからのワンポイントアドバイス！】

膝が痛い人だけでなく、肩こりや疲れやすい人にも効果的なトレーニングです。身体がぐらぐらしてしまう人もいると思いますが、それでも良いです。楽しんでいきましょう♪

⑤ 片足空中キープ

難易度：★★★☆☆

1. 壁に手をついて台の上に片足を置きます。

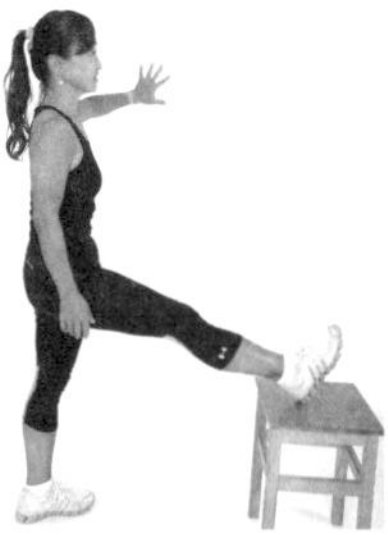

2. 片足を上げて限界までキープします。これを10回繰り返します。

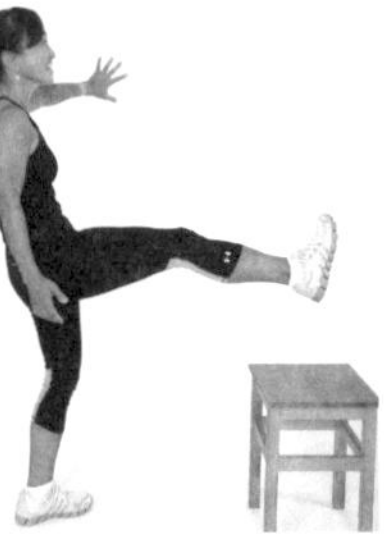

3.

反対の足でも同じことを行います。

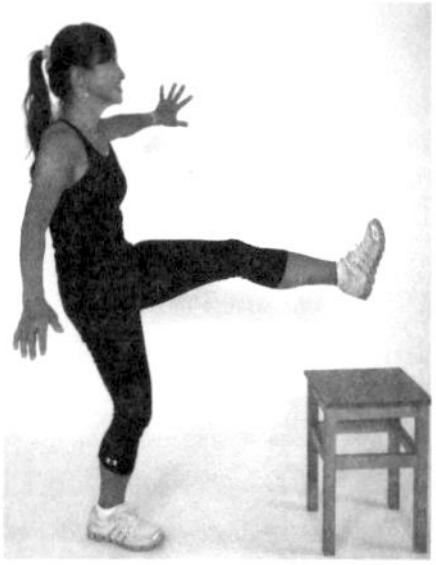

【啓子コーチからのワンポイントアドバイス！】

一見地味ですが、大腿四頭筋を中心に太ももの筋肉が鍛えられます。加齢による膝の痛みは太ももの筋肉が衰え、膝の負担が増えることにより生じています。ですので、しっかりと太ももの筋肉を使ってあげましょう。

A.R.M.式 頭痛、めまい、乗り物酔い予防と回復力アップトレーニング

①三半規管強化トレーニング（1） 難易度：★☆☆☆

1. 左右の視力をチェックして、見えやすい方の目を手で隠します。

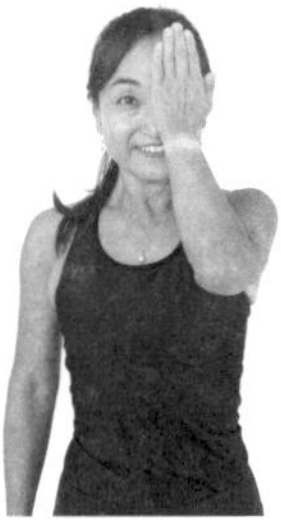

2. この状態のまま八の字に歩きます。周囲に障害物等がないかよく確認した上で、広いスペースで行ってください。

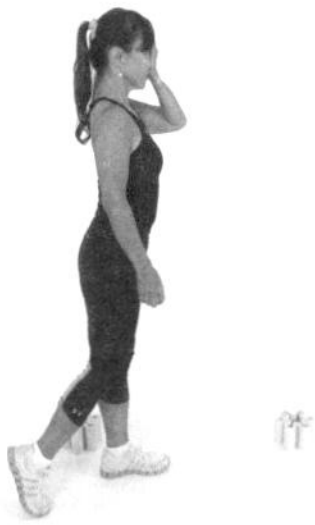

3. できる人は後ろ歩きにも挑戦してみましょう。

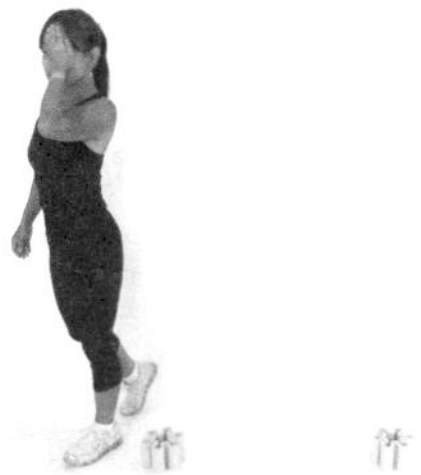

【啓子コーチからのワンポイントアドバイス！】

トレーニングというより、遊びのようなエクササイズです。これをすることで、視力の左右差をなくしていきます。途中で目が回ったり、気持ち悪くなったりしたら、すぐに休みましょう。歩きながら下を向いてもかまいません。慣れてきたらスピードアップするのも楽しいです。

②三半規管強化トレーニング（2）

難易度：★★☆☆☆

1. 仰向けになります。

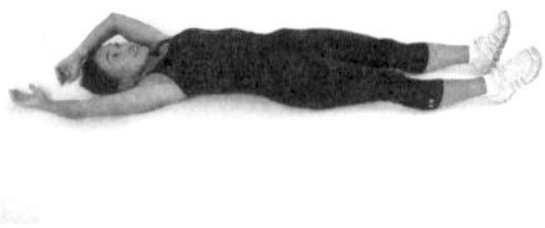

2. ごろんと横に寝返りをうち、うつぶせになります。

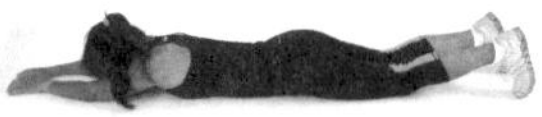

3.

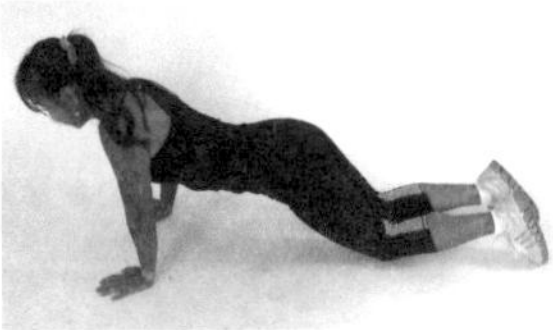

その状態からすぐプッシュアップを行います。この時、前を向いて手は胸の下。お腹を引っ込めて美しい姿勢をキープしましょう。

4.

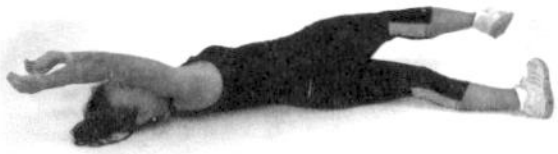

また反対側にごろんと寝返りをうち、仰向けになります。

5. 寝返りをうって中央に戻り、2〜4を7回、5回、3回の合計15回繰り返します。

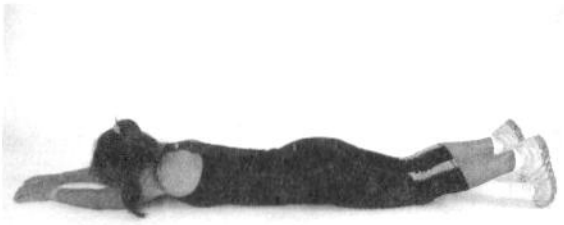

【啓子コーチからのワンポイントアドバイス！】

目が回ってもプッシュアップできるということが大切です。できる人はだんだんテンポアップしていくと楽しいです。しかし無理は禁物。途中で気持ち悪くなったらすぐ休憩しましょう。

③三半規管強化トレーニング（3）

難易度：★★★★☆

1. モップやバットなど柄の長いものを用意します。

2.

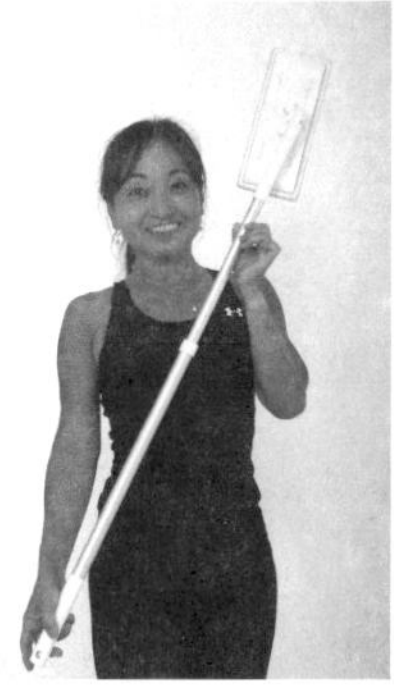

モップなどにおでこをつけて、下を向いたまま5回ぐるぐる回ります。

3.

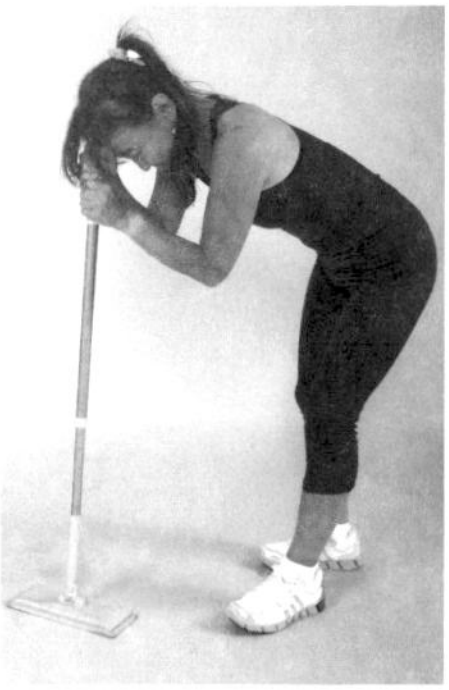

目が回っている状態で、7回スクワットをします。スクワットする時は、膝を曲げるのではなくお尻を突き出すイメージで、目線は少し上向きです。目が回っているので必ず壁に触れる、もしくは何かにつかまるなどしながら、安全な状態でスクワットをしてください。

4.

終わったら、また5回ぐるぐる回って5回スクワット、さらに5回ぐるぐる回って3回スクワットをします。5回ぐるぐる回るのが辛い人は回数を減らしてもかまいません。

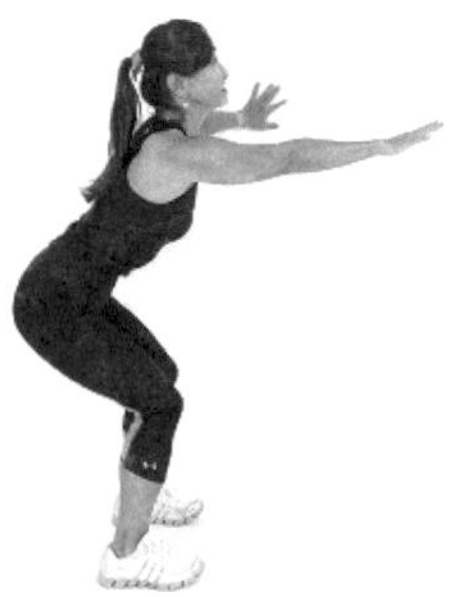

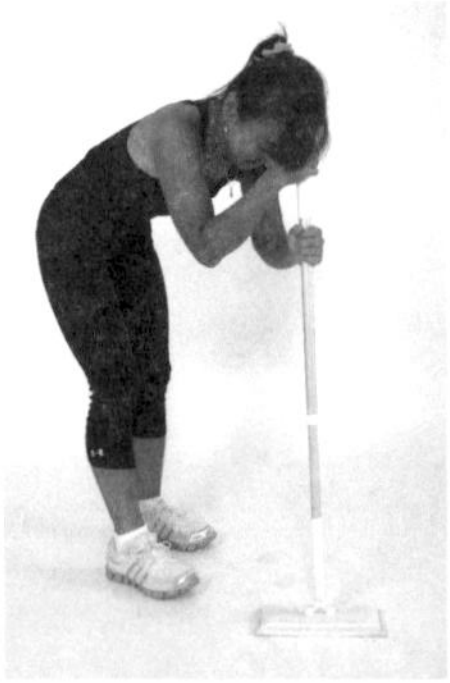

【啓子コーチからのワンポイントアドバイス!】

目が回ってしまう人が多いと思いますが、目が回ることは悪いことではありません。大切なのは目が回っても歩ける、スクワットができるということ。そのような身体になれるよう、三半規管を鍛えていきましょう。

A.R.M.式 腹圧を高めるトレーニング

①プランク　難易度：★★★☆☆

1. うつぶせになり、両肘を肩の真下について上体を真っ直ぐにします。

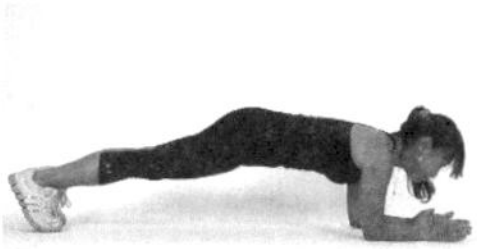

2. 両足をそろえてつま先まで真っ直ぐ伸ばし、お尻を引き上げ、お腹を膨らまします（腹圧をかけます）。

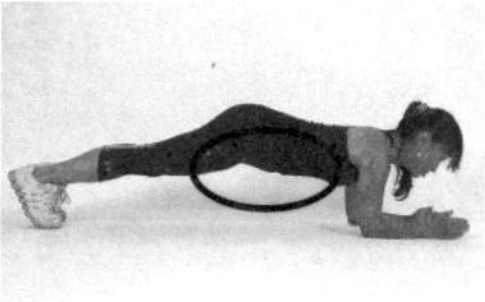

1に比べてお腹が膨らんでいます

3.

この姿勢を保ちながら「ふーっ」と息を吐ききります。この時、お腹は膨らませたまま。息を吐くと同時にへこませないよう気を付けてください。あごを引くとお腹が緩むので、注意しましょう。

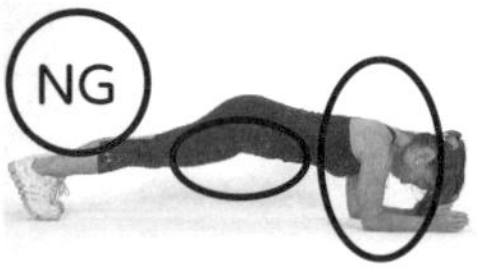

あごを引くと、お腹が緩んでしまいます。お腹は2の状態を保ちながら息を吐ききりましょう

4.

余裕がある人は、手をワイドに開きます。

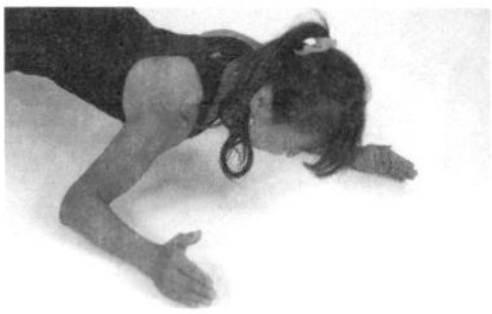

5.

1~3を7回、5回、3回繰り返します。インターバル時は、膝をついて休憩しましょう。お腹を先につけてしまうと、腰を痛める可能性があります。

【啓子コーチからのワンポイントアドバイス！】

姿勢を正しくすることで、身体のパフォーマンスレベルが上がり、疲れやケガを防げます。

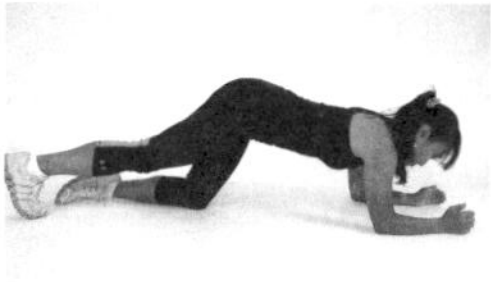

②体幹を安定させるスクワット　難易度：★★★☆☆

1.

背筋を伸ばして真っ直ぐ立ち、大きく息を吸います。

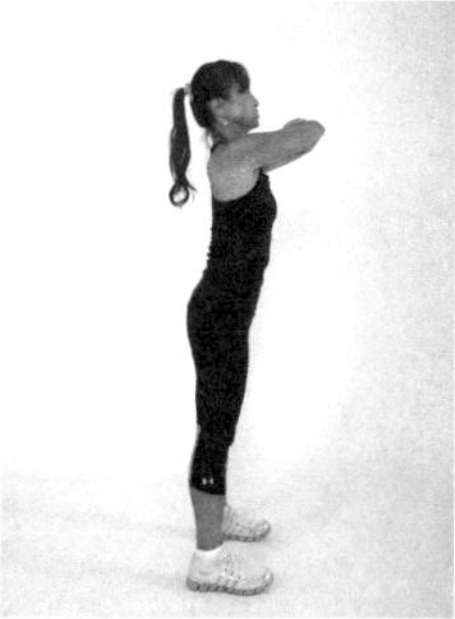

2.

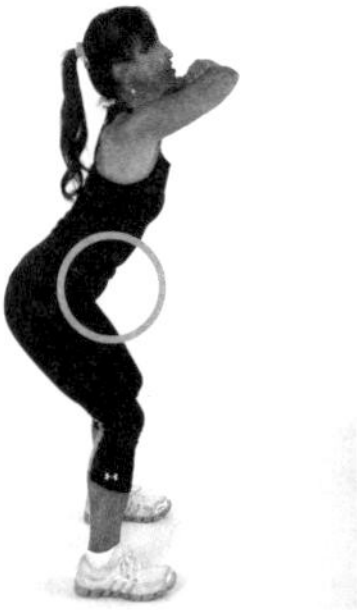

お腹を膨らませつつ、ゆっくり息を吐きながら、5秒かけてしゃがみ込みます。

3.

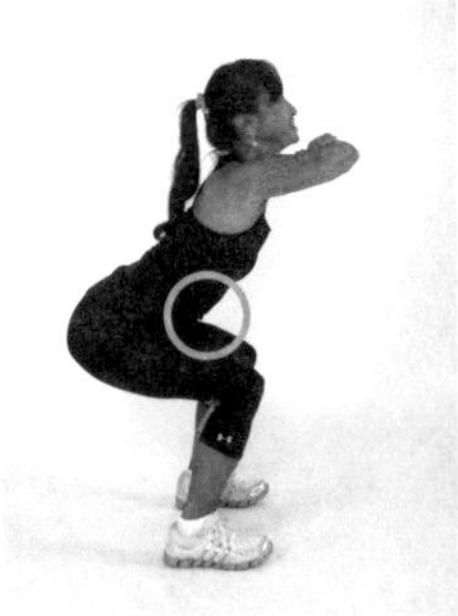

しゃがみ込んだ時に息を吐ききります。お腹は膨らんだままです。この時、膝が前に出ないよう、お尻を突き出すことを意識してください。

4.

呼吸をしながら5秒かけて5㎝くらい上がります。

5.

1～4の動作を7回、5回、3回繰り返します。このフォームがキツい方は片手を壁に付けて安全に行いましょう。

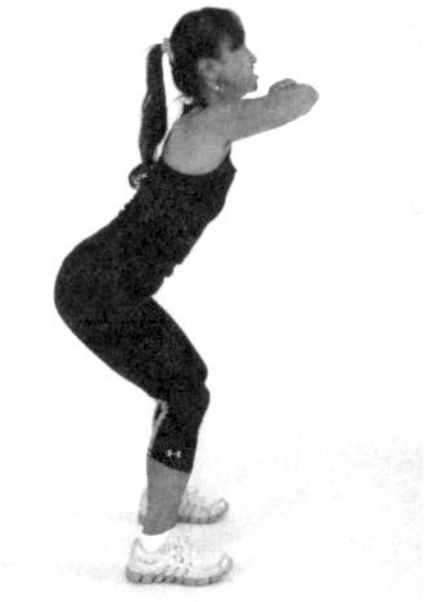

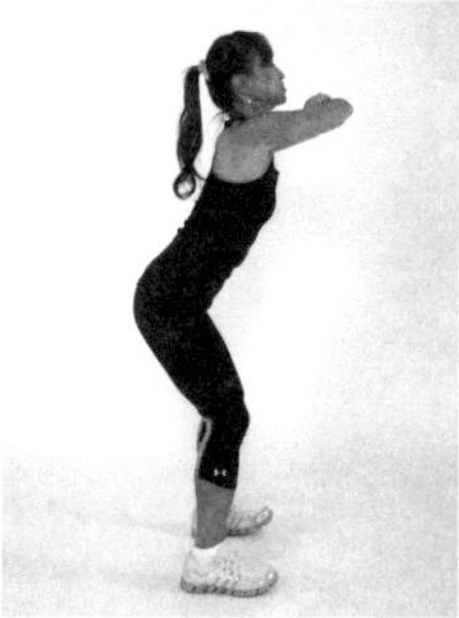

【啓子コーチからのワンポイントアドバイス！】

体幹を安定させてスクワットを行います。腹圧を高めることで理想的な姿勢になります。その状態でスクワットをすることで、ぎっくり腰や腰痛の予防、もしなってしまった場合も最速で回復しやすい環境を自ら作ることにつながります。

A.R.M.式 アンチエイジングトレーニング

① バーピー 難易度：★★★★☆

1. マットの上でうつぶせに寝て、手は胸の横に置きます。

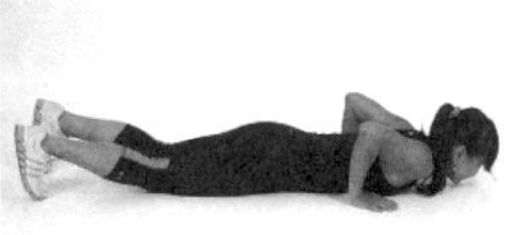

2. 足を左のイメージで身体の内側に引き寄せます。着地した時、かかとが浮かないよう気を付けましょう。

3.

立ち上がり頭上で両手を合わせます。

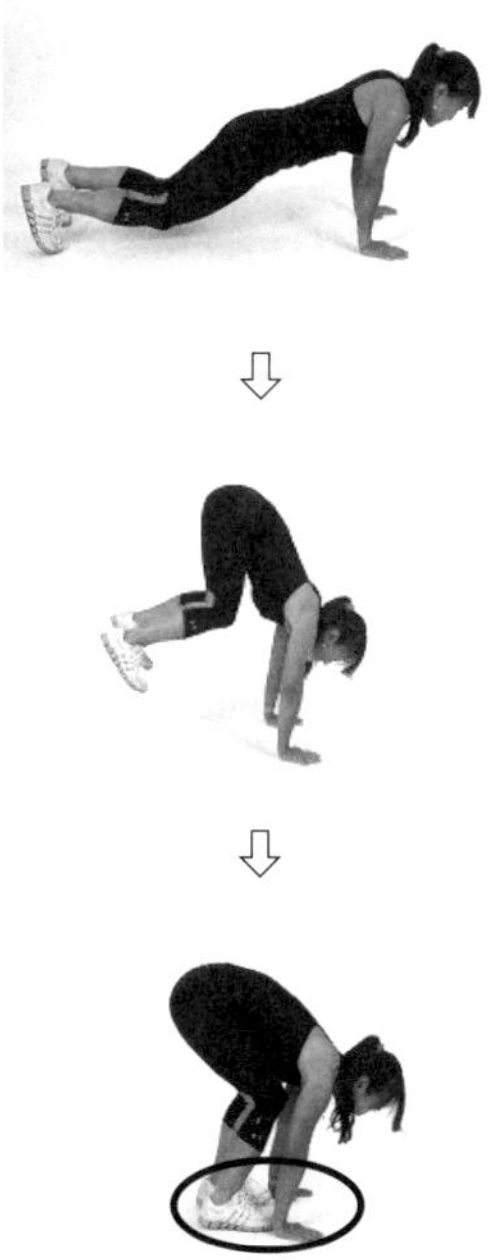

できる人は、着地した時、
できる限り手と足の位置を
近づけましょう

4.

手を下ろし、身体の横につけます。

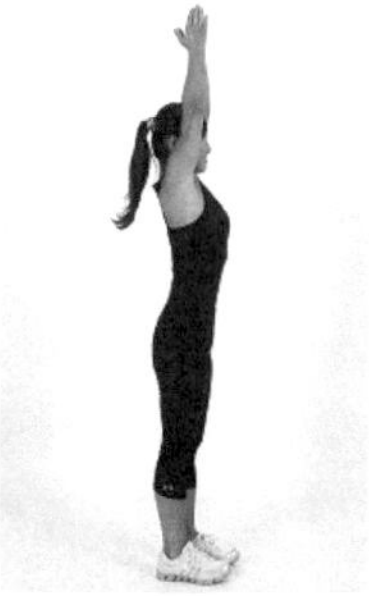

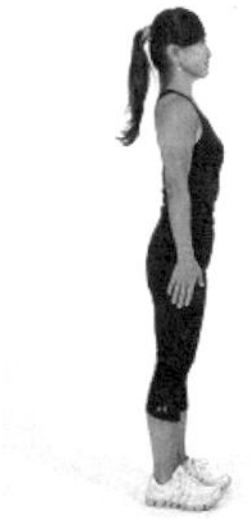

5.
1～4の動作を7回、5回、3回の合計15回繰り返します。途中で休憩を挟んでもかまいません。

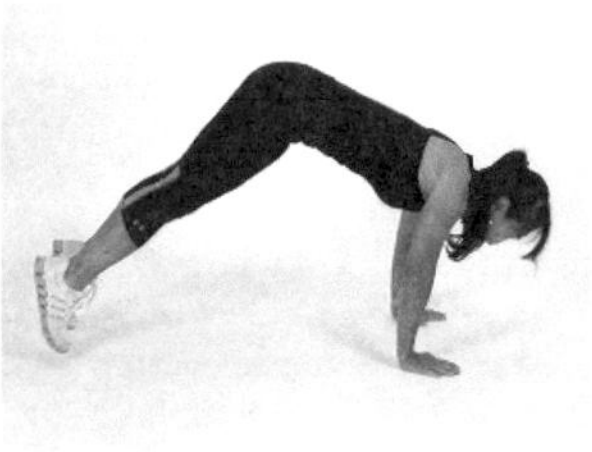

【啓子コーチからのワンポイントアドバイス！】

全身の筋肉を使うことで疲れにくい身体、回復しやすい身体が手に入り、心身ともに若返っていきます。最初は大変かもしれませんが、全身の筋肉を楽しく使ってあげることで、究極のアンチエイジングボディをゲットしましょう！

◆回復プログラム◆

A.R.M. のトレーニングのポイントの一つが、ケガや病気を自分自身の回復力を高めることにより、自ら回復へと導くことができること。体調が芳しくない時、何だか疲れが取れない時は、積極的にトレーニングして早期の回復を目指しましょう。

①前頸骨筋オールアウト　難易度：★☆☆☆☆

1. 足を肩幅に広げ、お尻・頭・背中を壁につけます。目線は少し上向きにしてください。足は壁から50㎝程離れたところに置きましょう。

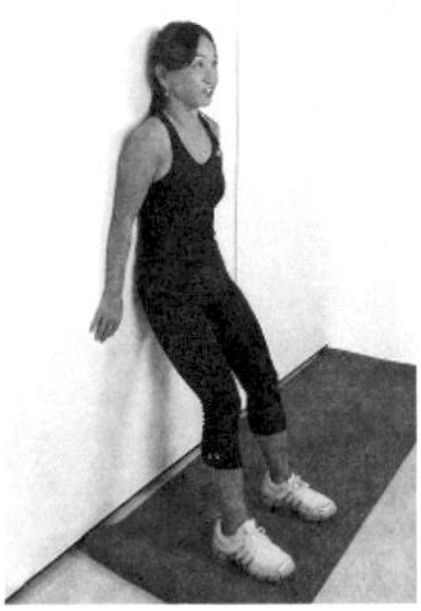

2. 膝を軽く曲げた状態で、つま先を上げます。この時「もうこれ以上上げられない！」というところまで思いっきり上げるのがポイントです。つま先と一緒に身体全体が持ち上がらないよう気を付けましょう。

3.

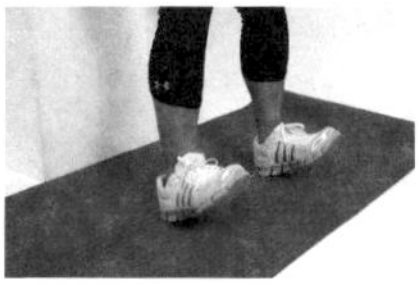

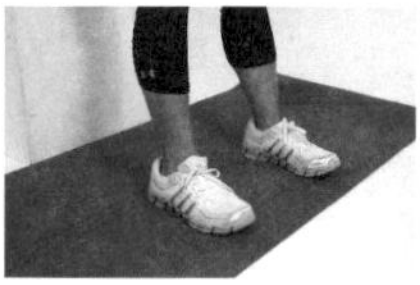

つま先を下ろします。これを「もう限界！」というところまで繰り返します。体調が悪い人ほどなかなか限界を迎えず、筋肉の反応が良い人ほどすぐに辛いと感じます。

【啓子コーチからのワンポイントアドバイス！】

これを行うことで不思議と身体のバランスがとれて、血流が良くなります。疲れた時はその場で足踏みして休憩してもかまいません。限界を迎えるまでやり続けるのがポイントです。エコノミー症候群の予防にもなるので、飛行機内でも行ってみてください。

② BOX山登り　難易度：★★★☆☆

1.

ＢＯＸを用意します。ない場合は、イスや台の上など安全な場所で行いましょう。

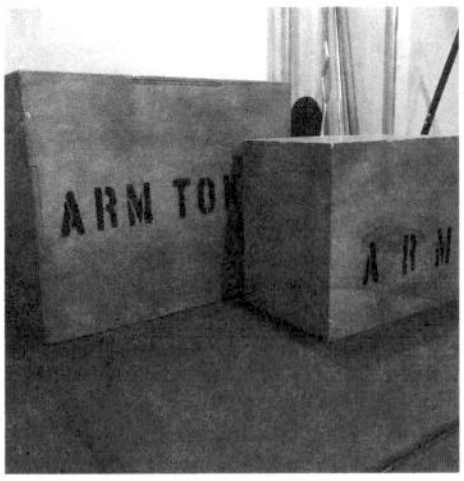

2.

踏み台昇降と同じように、右足・左足の順番でＢＯＸに上り、右足・左足の順番で下ります。足は肩幅くらいに開いて、膝を伸ばして上ったらしっかり立ちます。目線は常に上向きです。これを21回繰り返します。

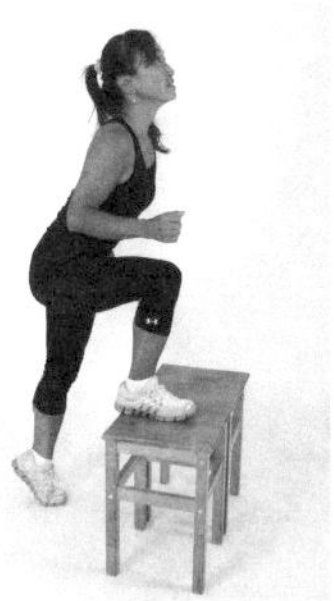

3.

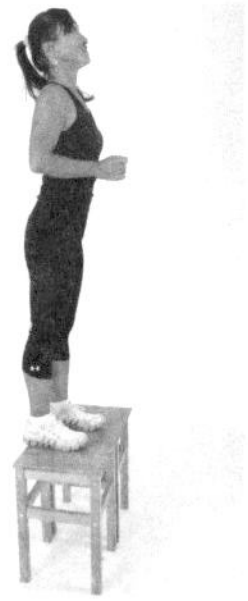

次は左足・右足の順番に上って左足・右足の順に下ります。これを15回繰り返します。

4.

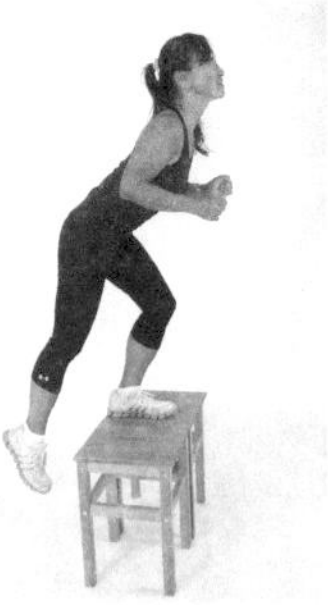

最後にまた右足・左足の順番で上り、右足・左足の順番で下ります。これを9回繰り返します。

【啓子コーチからのワンポイントアドバイス！】

手軽にできるけど、けっこう大変な運動です。転ばないように気を付けてください。前傾姿勢にならないように背筋を伸ばして行うことを心がけましょう。ゆっくり行うと強度が高まります。

A.R.M.Tokyo 生徒の声

実際にA.R.M.式トレーニングを行ってみてどうでしたか？「思ったより大変だった！」「意外と簡単だった」など人によって感想はさまざまでしょう。

ここでは、A.R.M.Tokyoでトレーニングを受けている生徒さんの声を集めました。どのような効果があるのか、ジムやコーチの雰囲気はどのようなものか、ぜひ参考にしてください。

50代／介護職／女性

膝痛はもう治らないだろうと諦めていたのが、トレーニングを進めていくうちに徐々に痛みを感じる事が少なくなった。少々痛くてもトレーニング後には痛みがなくなってる。これが一番の喜びです。肩こりも、主人に肩揉みしてもらってたのが、肩揉み不要になり肩が軽い状態が続いています。

普通のジムとの違いは、短時間にギュッと凝縮されて、いつもあっという間ですが汗の量が半端なく大量に出て、運動した実感がある。トレーニング中の励ましや声かけに押されて50代の私が何とか頑張れてます。ありがとうございます。

30代／会社員／女性

育休後の職場復帰を機に、仕事と家庭を両立できる体力づくりのために始めました。トレーニングのおかげで、毎日元気に仕事に行けて、育児もできています。そして、一番嬉しかったことは、上司に「変わったね。以前（育休前）と違って周りを見ることができてる」と褒められたことです。また中学校の頃から下剤を使わないと便が出なかったのが、毎朝きちんとお通じが来るようになりました。

普通のジムだと自分1人で正しいかどうか分からないトレーニング方法で、ダラダラと非効率的で無駄な時間を過ごしてしまいますが、A.R.M. はたった15分で確実に効く！　というところが他とは全然違うところだと感じました。

精神的にも肉体的にも元気になる!!ので体調が悪くても「あ、A.R.M. で治そう」と思うようになりました。

40代／会社員／女性

疲れにくい身体になった。趣味のスポーツをした後、動けないくらいの疲労を感じていたのに、今では買い物に出かけたり、子供の遊び相手や家事も普通にこなせるようになった。

短時間で凄い汗をかけるので〝やりきった〟という達成感が得られる。

自分の身体の苦手な所、今まで使えていなかった部分に気づけ、日常生活の中でも動かそうと心がけるようになった。

50代／自営業／男性

恐れ、不安、恐怖、ストレスに対する耐性が付き、日々を平温に暮らせるようになりました。メンタルが鍛えられます。

50代／主婦／女性

以前よりも積極的に歩いたり階段を上りたがる自分にびっくりしています。週1で気持ちがリセットされ、精神衛生上とても良い効果を感じています。

ジムでは毎月メニューが変わり、マンツーマンのトレーニングなので、とても楽しく続けられます。たった15分ですが、しっかりと出し切る充実感はA.R.M.でしか得られない体験です。

強靱な肉体とへこたれない精神力を身に付けられるよう、これからも楽しく続けていこうと思っています。

40代／経営者／男性

トレーニングを続けていくうちに、長年苦しんだ50肩と股関節痛が完治し、日常生活での疲れが半減するようになりました。

週1で自分の限界に挑戦しているので、自信が付きました。同年代には体力では、負けません。

他のジムとの違いは、とにかく、スタートダッシ

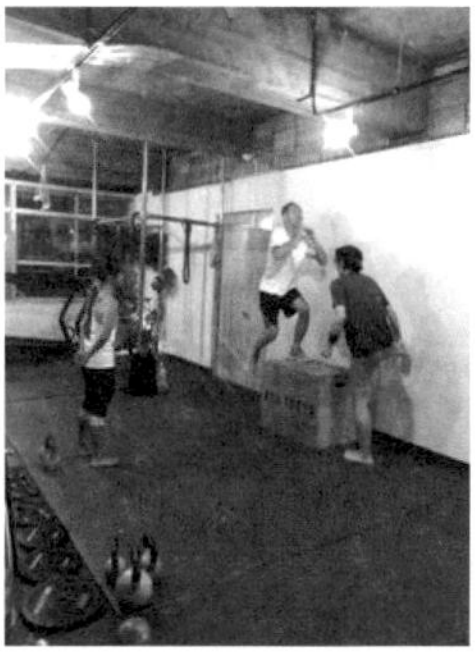

ユで全力でトレーニングし、限界に挑戦するため、トレーニング後の爽快感が桁違いに違います。

A.R.M.のおかげで、結婚できました。30歳差の若い女の子と。

50代／会社員／男性

6年ほど前にやったぎっくり腰の影響で、時々腰がまずいなと思うことがありましたが、トレーニングを続けているうちに、痛みとの上手い付き合い方が分かるようになりました。

他のジムの経験がないので、比較はできませんが、基本はスクワットという手法を崩さずに、手を変え品を変えのトレーニングなので飽きることがありません。

これからもよろしくお願い致します。

60代／主婦／女性

椎間板ヘルニアでずっと腰痛に悩まされており、毎年必ずぎっくりで動けないことがありましたが、今はぎっくりしたらスクワットすれば動けるので自信が付きました。体幹の筋肉量も増えました。

短い時間に筋肉を極限に動かすので週1回でも成果があります。

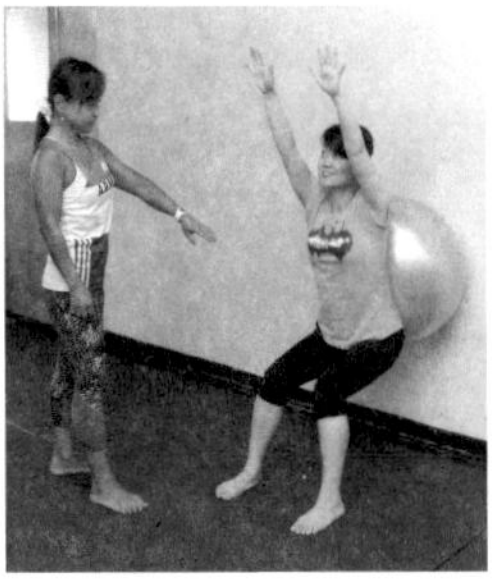

60代／主婦／女性

坐骨神経痛でかつ高血圧なので、影響の出ないスタイルのトレーニングとして始めました。歩くのがやっとの状態だったところから、自信を持ってバスの乗降などができるようになりました。

自主トレだとどうしても一歩踏み出せない部分が出てきますが、トレーニングコーチが前向きにフォローしてくれるおかげで継続できています。

30代／会社員／女性

肉体的な面は顔のむくみに悩まされていましたが、トレーニングを始めてから気にならなくなりました。

精神的な面は、以前より自分に自信が持てるようになりました。ポジティブに考えられるようになりました。

個人でジムに通ったりしていた時は、自分の限界を自分で決めていました。A.R.M.は、コーチがクライアントの限界を把握していて、限界を超え、チャレンジすることができると思います。短い時間のトレーニングですが、自分と向き合う貴重な時間です。いつもありがとうございます。

30代／自営業／男性

以前からランニングやジム通いなどを行っていましたが、その時よりも身体の代謝が良くなり、太りにくくなった気がします。また、体幹部分がしっかりしてきたので身体が強くなった気がします。

パーソナルトレーニング自体そうだとは思うのですが、自分自身だけで行うと身体の同じ部分しか鍛えられないので、毎月メニューというか鍛える部分が変わっていくのは新鮮でやりがいを感じます。また A.R.M. の方はホント親身になってやってくれます。

いつも丁寧なご指導ありがとうございます。

これからも頑張っていきますので、宜しくお願い致します。

40代／自営業／男性
自分では気が付かないくらい体力が付いているのと、骨や関節が丈夫になっている実感があります。ラントレしても今まで出てた膝痛が出ません。
見た感じ、地味な動きなので、ハードに見えませんが、実は身体にはむちゃくちゃ効く！事が実感できます。
トレーナーがいてくれることで、頑張れる、継続できると思います。これからも、引き続き、宜しくお願い致します。感謝！

50代／主婦／女性
以前はよく腰痛に悩まされていたが、腰痛の出る頻度がかなり減った。全体的に体力の底上げがされたようで、以前はよろよろ歩いていた上りの坂道もさっさと歩けるようになった。

持病がある身としては、自分の状態に合わせてカスタマイズしてもらえるA.R.M.はベストです。また毎月違うテーマでトレーニングするのも他のジムとは違う特徴で飽きずに続けられる。トレーニング時間が短いのも効率的だと思う。

50代／スポーツトレーナー／女性

ケガをしても、仕事を休みたくないという理由から、A.R.M.を紹介して頂きました。その時は、神田駅からA.R.M.まで歩くのに、20分はかかりましたかね…。『何が出来る？何が出来ない？』と聞いてもらいながら、葉っぱも触った。壁も触った。色々なアプローチをして頂きました。

そのおかげで、お客様に気が付かれることなく、仕事を続けられました。痛いがあれば行く。不調があれば行く。元気になる為に行く。

毎週が、勉強です。

またトレーニングのおかげで、自分の身体レベルが上がり、ケガをしにくい体になった上、二次災害を発生させない術も教えて頂けたので、最近は、ケガ知らずです。

A.R.M.では遊びが基本。MAXまで追い込む。ストレッチがないなど、今までのジムやトレーニングとは、まったく、考え方が違います。『子供のような体を目指す』をテーマに掲げる所は、他にありませんよね。

週1回のトレーニングを続けることが、安心感と自信に繋がるので、欠かすことができません。

【啓子コーチから生徒の皆様へのメッセージ】

たくさんのクライアント様から痛みの改善や不調が治ったとのご意見をいただきました。ありがとうございます。

ただ、A.R.M.としては決して改善だけを目的とはしていません。

結果、改善することはあると思いますが「治る」が目的だけではもったいないですよね。

本来の身体に戻り、個々の回復力を上げて人生をアクティブに、心身共にリアルな健康を目指す！　その応援をしたいと思っています。

A.R.M.Tokyo インフォメーション

A.R.M.Tokyo 代表　木村誠作氏からのメッセージ

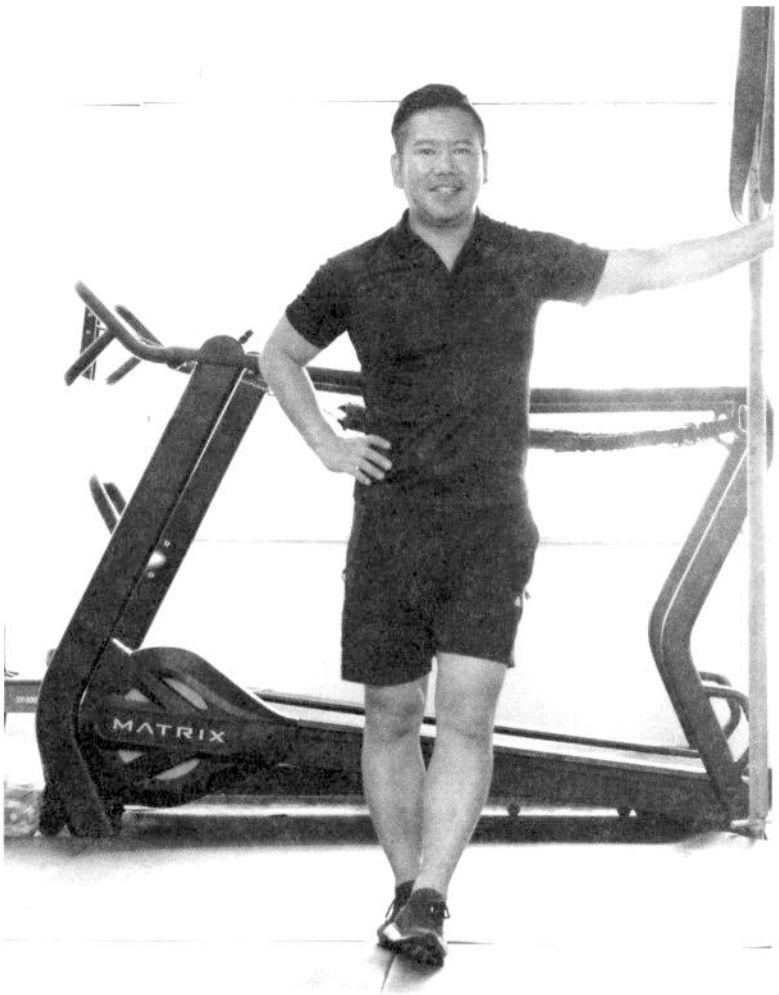

はじめまして、A.R.M.Tokyo 代表の木村です。

A.R.M. のトレーニングは老若男女すべての方々に効果的ですが、30～50代の特に女性の方に非常におすすめです。

この年代の女性の多くは、会社でキャリアが上がり、また家庭での役割も増え、人生でもっともハードワークになる年齢です。

慢性的な肩こりや腰痛に悩まされていた状態から、更に一歩すすみ、病気や原因不明の症状が表面化する年齢でもあります。

A.R.M.ではこれらの症状の原因は疲労で、それが老化を促進させていると説明しています。

疲労を感じなくするためにまず大事なことは何か。それが〝しっかり疲れることを学ぶこと〟です。

まず全身の体のチェックをしてください。

首が痛い、前屈が硬い、反ると腰が痛む、側頭部の頭痛、左目の視力が弱い……。脳は実は非常にシンプルで、疲れがたまってくると、これらのサインを送ります。通常、これらのサインを感じたら、マッサージや整体、薬などで治療を行い、改善を目指します。

しかしA.R.M.では、しっかり疲れることで回復のスイッチを入れていきます。具体的には、P87にてご紹介した前頸骨筋オールアウトをするのです。ポイントは、ゆっくりでいいので、つま先をゆっくり大きく上げて、すねがツルまで実行すること。つま先がこれ以上上がらない、ツルなどの症状が出たら完了です。この運動で、「筋肉がツル＝しっかり疲れた」を脳に学習させます。

すると、痛みや動きが改善されます。治療はしていません。しかし脳に短時間で、「疲れた」を実感させると、その状況から回復しようと、身体は若返る、緩む、リラックスするような反応を起こします。つまり短い時間で、脳に「圧倒的に疲れた」を実感させれば、脳はその環境を急速に改善するために回復のスイッチを入れるのです。
　A.R.M. のトレーニングメソッドは現在の常識とはかけ離れているので、文章を読んだだけではピンと来ない方も多いかもしれません。それなので、まずは体験レッスンを受けてみてください。たった15分のトレーニングでこのような体験をすることができます。
　自分の状態をよくするためには、まずはしっかり疲れる事が重要です。

　そのことを実感していただければと思います。

コーチ陣の紹介

方波見《かたばみ》吉男《よしお》　A.R.M. トレーニングコーチ【A.R.M.Tokyo】

　健康ってもっと面白いものなんです、もっと楽しむもの。

　病院は本来良くなるために行く所なのに、体の文句やグチをこぼして、悪いことばかり自慢しても、そりゃ良くならないですよね。

　以前よりどこがよくなったのかを自分で見つけてあげる、気付いてあげる、自分の体をもっと褒めてあげる、今まで頑張ってくれてありがとう！　です。

　これからは最大の相棒でもある自分の体に投資をする時代。

　そうやって健康であることをとことん楽しんで欲しいですね。

柳《やな》瀬《せ》秀《ひで》雄《お》　MOVEMENT代表　A.R.M.トレーニングコーチ【MOVEMENT】

業界21年！　これまで健康って何だろう？　と、マッサージ・整体・気の療法・トレーニングと施術指導をしてきて感じていることがあります。

それは、自分の健康は自分で作れるということ。受け身ではなく、自らが積極的に実践すること。

健康との向き合い方で、ライフスタイルが変化し人生をより良くできる。だからこそ、A.R.M.で新しい健康価値を発見することを楽しんでほしいです。

小《こ》林《ばやし》聖《せい》二《じ》　A.R.M.トレーニングコーチ【A.R.M.Tokyo】

１日の生活の中での食事、運動、入浴、睡眠の取り方を習得・実践し、A.R.M.トレーニングで、しっかり疲れることにより回復のスイッチを入れる。短時間のトレーニングで自分を出し切ることで身体的かつ精神的に安定した状態をつくり、日常生活を豊かにしていただきたい。

葛《か》西《さい》壮《そう》太《た》郎《ろう》　A.R.M.トレーニングコーチ【ファミリーカイロプラクティック三鷹院】

前職は鍼灸師として患者さんの不調や痛みの改善に10年以上携わる中で、私が実感したことは、予防に勝る治療法はないということ。A.R.M.は予防に役立つことはもちろんですが、継続する中で、心身が年とともに成長し、困難なことにも負けない強さ、さらにはどんな環境においても楽しむことを感じられます。

本田近《ほんだちかし》　A.R.M. トレーニングコーチ【A.R.M.Tokyo】

これからは100歳まで生きる時代になります。

定年という言葉もなくなり生涯現役で働く時代がすぐそこまできています。

そんな時代が来てから焦るのか？

今から準備を始めるのか？

答えは明確ですよね。

肉体的、精神的、経済的にも豊かな生活を送るためにA.R.M. は最適な場所です。

常に成長を望むあなたを応援致します。

久保木啓之《くぼきひろゆき》　A.R.M. トレーニングコーチ【A.R.M.Tokyo】

歳を重ねても若々しいカラダになるには、トレーニングを通じ短時間でしっかり疲れることを学び、回復スイッチを入れることです。

人生には良い時もあれば、悪い時もあります。

とくに肉体や精神面で悪い時にどうすれば回復できるか？　この術を知っているとその後の人生が変わってきます。

「カラダ作りの本質を知り、自身の回復力を開花させて欲しい！」

これが私の願いです。

車谷《くるまたに》千亜紀《ちあき》　A.R.M.トレーニングコーチ　【美ボディ整体院〔A.R.M. Nara〕】

独自の骨盤矯正＋筋トレでアンチエイジング＆美ボディを目指す美ボディ整体院は、女性の一生涯に起こりうる状況に対応できるサロン。

生理、妊娠、出産、育児、更年期と女性の人生に寄り添いながら指導していきます。

日々起こる、天気、気温差、ストレス、ハプニングにも対応できる強い身体、強いメンタルが育つ事、年間通して《身心共に健康》を創っていきます。

A.R.M.Tokyo

【基本情報】

住所：〒103-0023　東京都中央区日本橋本町４-５-14本町ビル　１F

※ＪＲ線「新日本橋」駅より徒歩３分、ＪＲ線「神田」駅より徒歩６分、ＪＲ線「秋葉原」駅より徒歩10分、銀座線「三越前」駅より徒歩５分、日比谷線「小伝馬町」駅より徒歩６分、半蔵門線「三越前」駅より徒歩７分

URL: https://armtokyo.wixsite.com/arm-tokyo

メールアドレス：a.r.m.tokyo@gmail.com

営業時間：11時～22時　※土曜日は17時まで

定休日：日曜日、第５週

A.R.M.Tokyo 認定ジム MOVEMENT

【基本情報】

住所：〒600-8108　京都府京都市下京区五条通新町西錺屋町25　つくるビル305号室

※烏丸線「五条」駅より徒歩5分、烏丸線「四条」駅より徒歩12分、京阪電車「清水五条」駅より徒歩15分、JR・市営地下鉄・近鉄・東海道新幹線「京都」駅より徒歩15分

URL: https://www.movementkyoto.com/

営業時間：11時～22時（当日受付は20時まで）

定休日：日曜日、第5週

美ボディ整体院（A.R.M. Nara）

【基本情報】

住所：〒634-0077　奈良県橿原市南八木町1丁目番3-4号SKオフィス1階

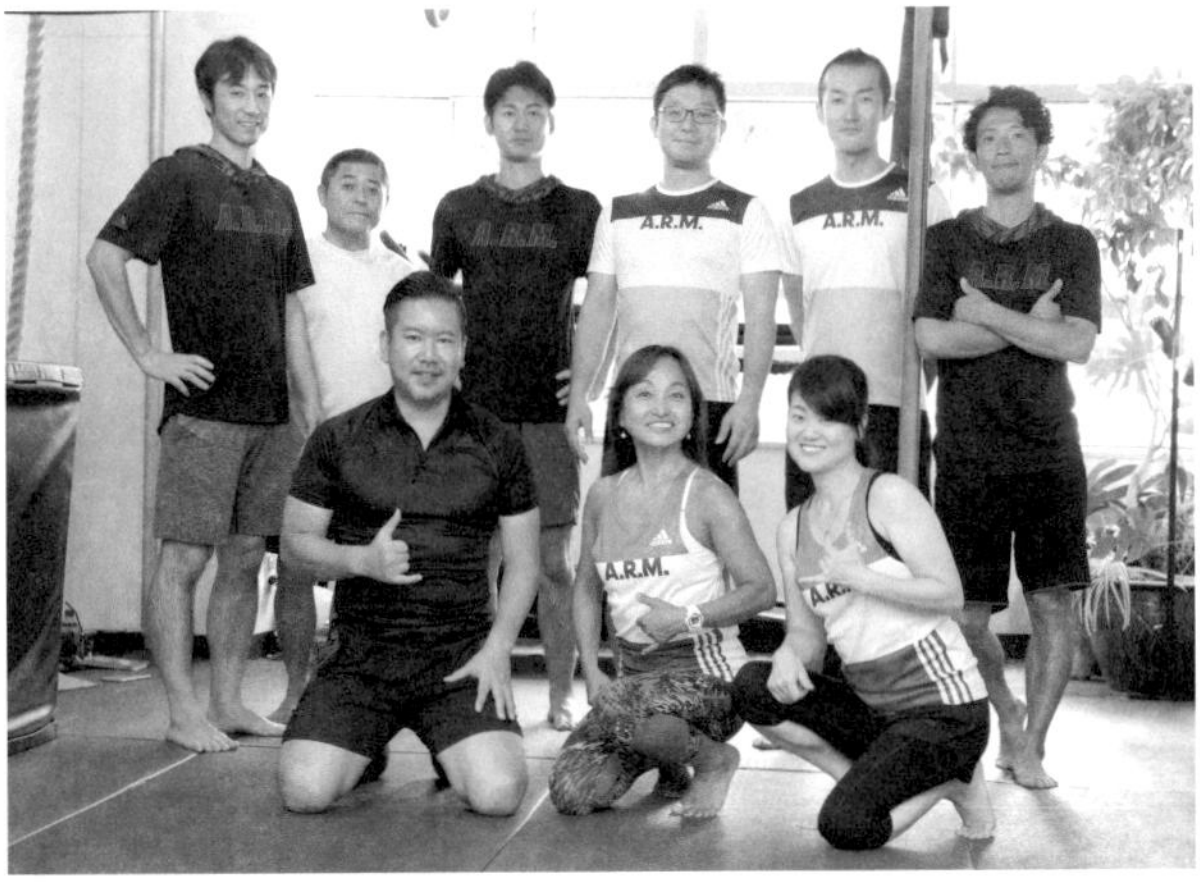

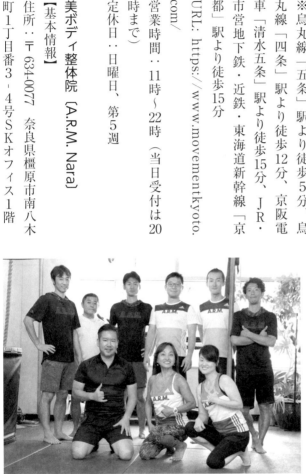

A.R.M. トレーニングコーチ陣、大集合！

※近鉄線「八木」駅から南へ徒歩8分、近鉄線「八木西口」駅より徒歩3分、JR「畝傍《うねび》」駅より徒歩3分
営業時間：10時〜19時
定休日：火曜日

竹村啓子コーチのトレーニングを受けるには？

竹村啓子のオフィシャルブログ「スーパーエイジングスクワット」(https://yumeblo.jp/kanrekibikini/) 内の「スケジュール」にて現在のパーソナルトレーニングの空き情報を掲載しています。そちらをご確認の上、同サイト内の「お問合せ」よりお問い合わせください。

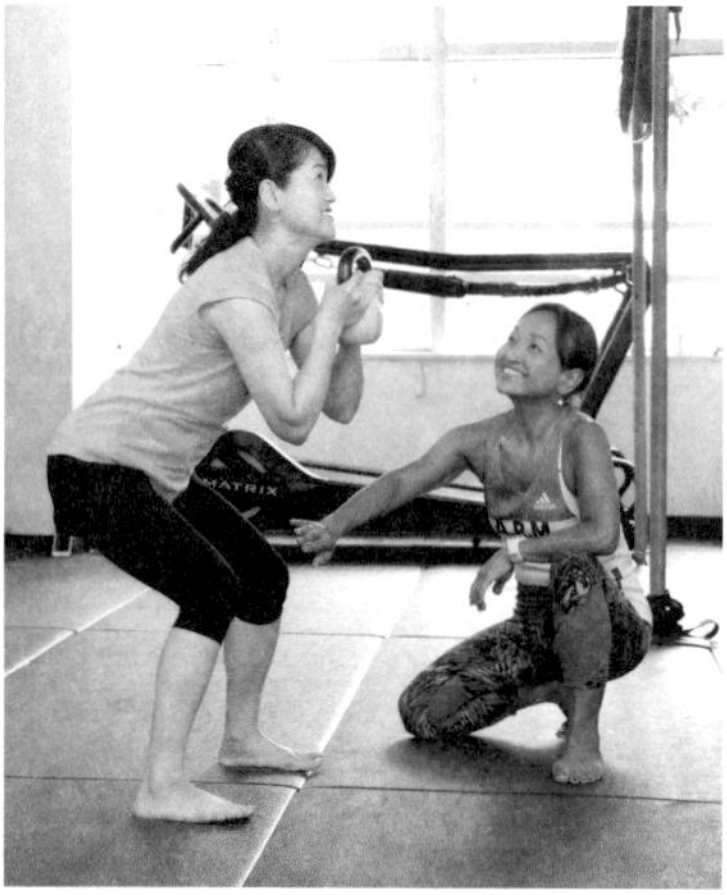

コンプレックスに打ち勝つ!私の思考術

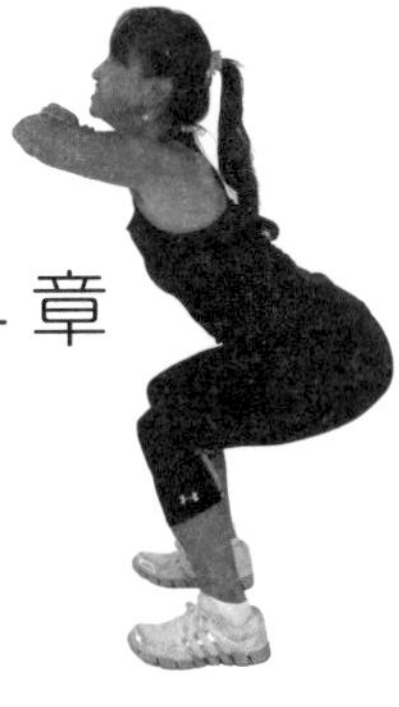

第4章

ここまで、私の過去やA.R.M. 式トレーニング、具体的なエクササイズ法などをお伝えしてきました。

第1章で述べたとおり、私はA.R.M. の厳しくも楽しいトレーニングを経て、肉体だけでなく、精神的にも以前より強くなりました。自分に自信を持てるようになり、色々なことに積極的にチャレンジできるようになったのです。

脳は肉体的ストレスと精神的ストレスを区別できないと言われています。筋トレによって大きな負荷をかけて乗り越えられれば、精神的にストレスがかかっても耐えられるようになります。A.R.M. 式トレーニングを始めてからは、辛さや悲しさ、苦しみに対して、明らかに強くなりました。良い意味で鈍感になったようです。健康に生きるための考え方もシンプルに変わっていきました。

ここでは、そんな私の思考法についてお伝えします。

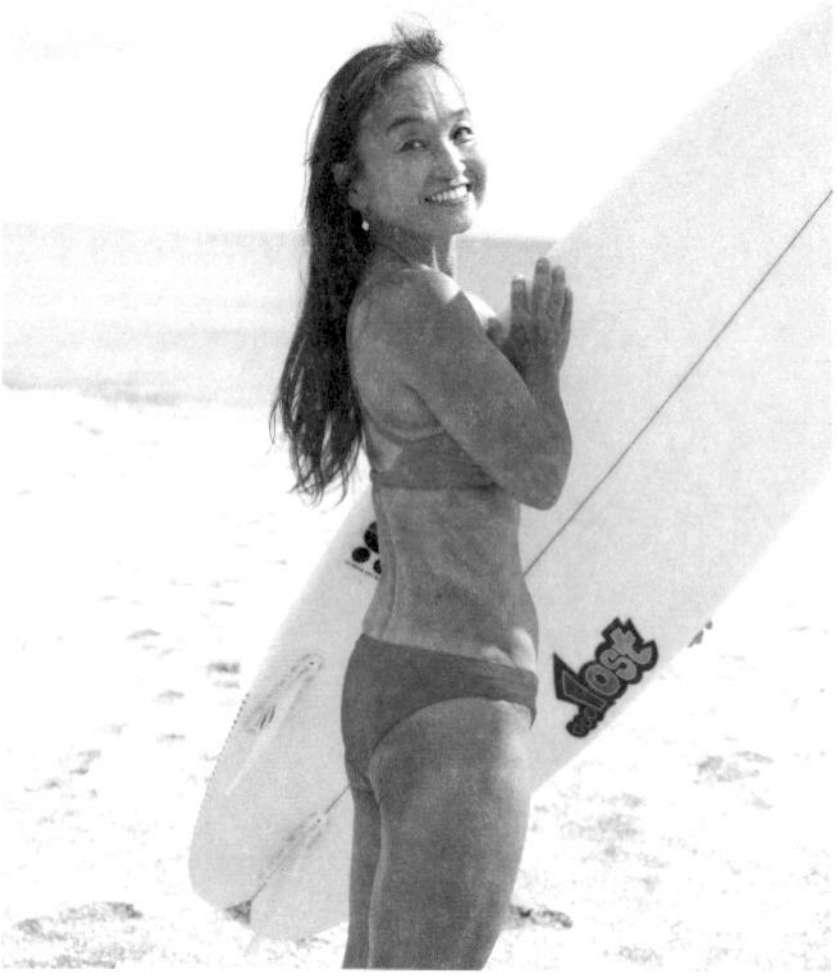

お医者さんなら治せる⁉
病気は自分の治癒力で回復させよう！

健康に気遣っていても、皆さんもたまには膝痛や腰痛、頭痛などに悩まされることがあると思います。でも、それらは別にどこからかウイルスのように飛んでくるわけではありませんよね。

なぜそのような事態が生じるのか。それは、偏った姿勢によって筋肉の一部分がこわばることで、骨がゆがみ、神経が圧迫されて、痛みが生じたり、それが原因で内臓の調子が悪くなったりしてしまうのです。

そんな時に病院に行くと、お薬を出され「安静にしてくださいね」と言われます。一見良さそうですが、時間もお金もかかりますし、そのうえ体内に薬物が入ります。身体に異物が混入されてしまうのです。

私は決して西洋医学を否定しているわけではありません。命に関わるような緊急性のある時や外科的な措置が必要な時は私も真っ先に病院に向かいます。

ただ何でもかんでもお薬やお医者さんに頼ることで、せっかく生まれつきある自己治癒力を弱らせてしまう。その上、「何かあればお医者さんが治してくれる」という依存的な考えになってしまいます。

もしこの考え方が基盤になっていたら気を付けてください。お医者さんが思い通りの治療を施してくれなかった時、薬を飲んでも思ったような結果が出なかった時……。「あの医者が悪い！」「あの病院がちゃんと治療してくれなかった」など他罰的な考えになってしまいがちです。

第2章で述べたとおり、私自身も自分の身体の不調を改善するため、ありとあらゆる整体院、整骨院、マッサージ、整形外科を訪れましたが、期待したほどの効果は現れませんでした。

そのたびに、「あの医者が悪い」「診察料を払ったのに」なんて思っていたら、ストレスでますます体調が悪化してしまいます。このような事態を防ぐためにも、**私は「自分の力で病気を治そう！」という考え方をおすすめします。**

お薬はいわば対症療法。根本解決ではありません。例えば、虫歯が原因で痛みがあるのに、虫歯そのものの治療をせずに、痛み止めを飲んで「治った」と勘違いするのと同じです。お薬の効果が切れたら、またもらいに行かなくてはいけません。この繰り返しでは、時間やお金もかかりますし、お医者さんや病院に依存することになってしまいます。

話が少しずれますが、実は私は子供の頃、病院の匂いやお薬の香りが大好きでした。

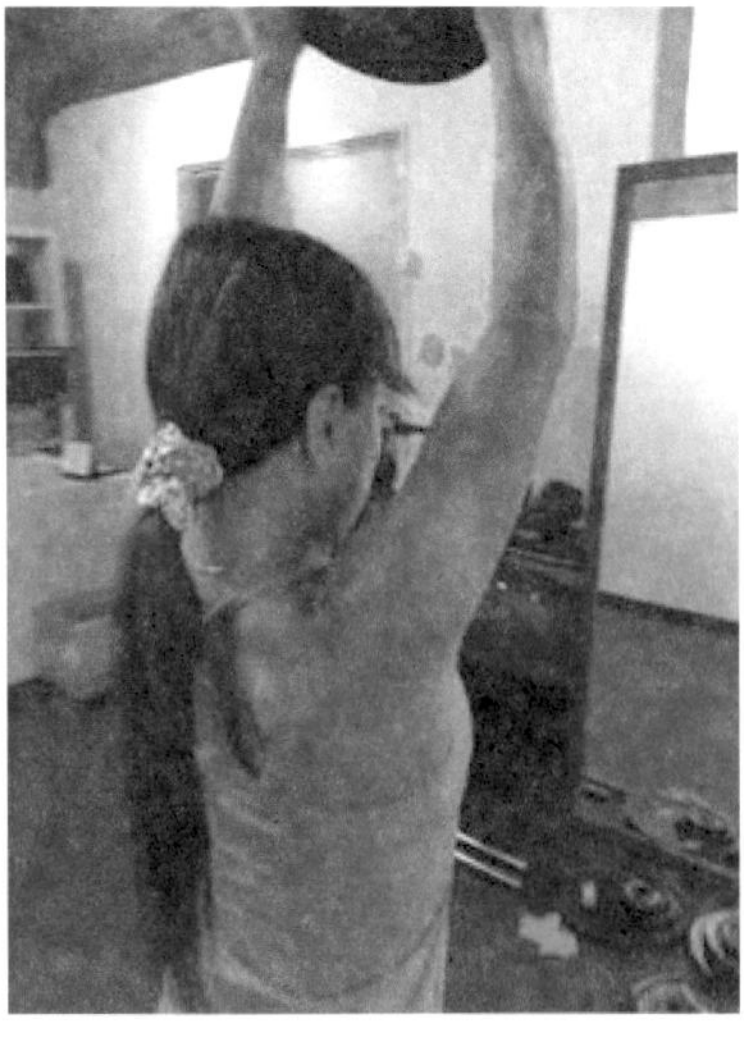

幼少時は、母がずっと通院していた病院にお願いして、幼稚園児だった私用にお薬（多分ビタミン剤か何かでしょう）をもらっていました。今ではあり得ないですが、当時はほんのり苦いお薬がとても美味しかった覚えがあります。

第1章で述べたとおり、今回、執筆中に足の指を骨折してしまい、整形外科でレントゲンを撮ってもらいました。これからも西洋医学と自然療法の良いとこ取りを意識して、バランス良く、病気やケガを早期回復させて日常の生活の質が下がらないようにしていきたいです。

健康に生きるには、人間らしい自然な生き方をすること

先ほども書きましたが、元々身体には自然治癒力があります。転んで血が出ても、いつの間にか止まり、かさぶたになり、新しいピンク色の皮膚が生まれてきます。なんて素晴らしい力なんでしょう！　その治癒力を邪魔してほしくないものです。では、邪魔しないためにはどうすればいい？　**私は人間らしい自然な生き方をすれば良いと思います。**

朝起きて、太陽の光を浴びて、働いて、美味しい食事を摂って、たくさん呼吸して、よく眠って……。

昔の人は海に出て漁をし、山道を上って畑で働き、休憩時は座って休んでいました。し

かし現代人は、仕事中ずっと座って不自然な姿勢で目や頭を使い、休憩時間にやっと立ち上がって伸びをしたり、体操したり（体操する人はまだいい方ですね）、給湯室にコーヒーを飲みに行ったり……（中にはコーヒーも持ってきてもらって座りっぱなしの管理職の方もいるかもしれませんね）。

皆さんの身体は大丈夫ですか？　もし不調を感じるのであれば、自然の生き方に逆らっているかもしれませんよ。

私は自然の少ない都会で仕事をしていますので、お休みにはなるべく、自然の中に行くようにしています。もちろんサーフィンするためがほとんどですが。

空、風、波のエネルギーを感じながら遊べるので最高のスポーツだと思います。

海では砂浜を裸足で歩くことで、地球内部からのパワーを直接、足裏から取り込み、下半身から身体全体に感じることができます。

山では特に樹木からの澄んだ空気をいただきます。山では裸足で歩けないので大きく深呼吸して身体の中を新鮮な酸素で満たします。特に、八ヶ岳は父も母も愛していた場所なので、なんとなくここに来ると繋がれるような気がします。そして不思議な話ですが木々の精霊がいるのもなんとなく感じられるので最低でも年1回は出かけてご挨拶したいです。

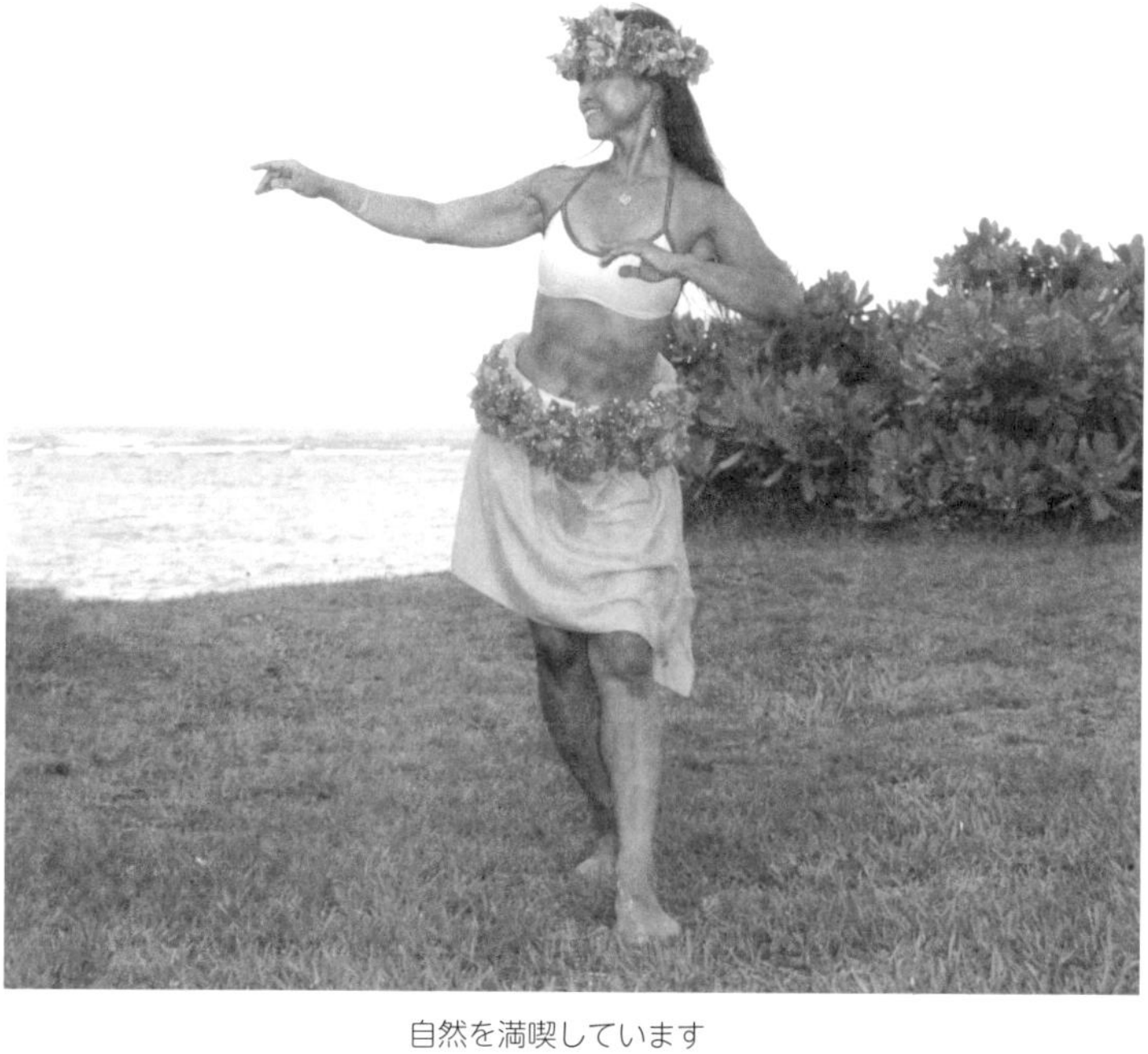

自然を満喫しています

若さの秘訣は今を楽しむこと！ その中でも、〝食〟は大事

たまに「若さの秘訣は何ですか？」と聞かれることがあります。ちまたには「〇〇の美容液が良い！」「ほうれい線を薄くするにはこのサプリがおすすめ！」など色々な美容法がありますが、私はまず**今を楽しく生きることが一番大切**だと思うんです。

今を楽しく生きる秘訣の一つが食べ物。身体は口から食べている物でできているので、何を食べるかはとても大切なことだと思います。

やはり身体の素になるので、生命力のある物――死んでいる物でなく、まだ生きている物――をいただきたいです。例えば、冷蔵庫の中に入れてもまだ生きているネギ類などはスゴイ生命力だと思います。以前見た、宇宙人の映画の中で、死んでしまった鳥をわざわざ不思議なパワーで生き返らせてからパクッと食べたシーンは忘れられないです（死んでいる物は気持ち悪くて食べたくなかったそう）。

食べ物は口に入って、食道、胃袋、もっと行くと、腸を通って、また外に出ます。そう考えると、人間ってまるで一本の管のようですよね。

腸内細菌の中に悪玉菌が増えると肌が荒れてきます。そのため、お顔を見れば、その方の胃腸の調子がそのまま映し出されます。スナック菓子、腸壁に張り付きそうな肉、バター、ラードなどの動物性脂肪、辛過ぎる物、添加物などの毒素を一日中食べていたら、顔色が悪くなるのも当然と思います。また工場で作られた物は、食べ物の形をしていますが、実際に身体の中に入ってもどれだけ栄養があるか分かりません。栄養が少ないだけで

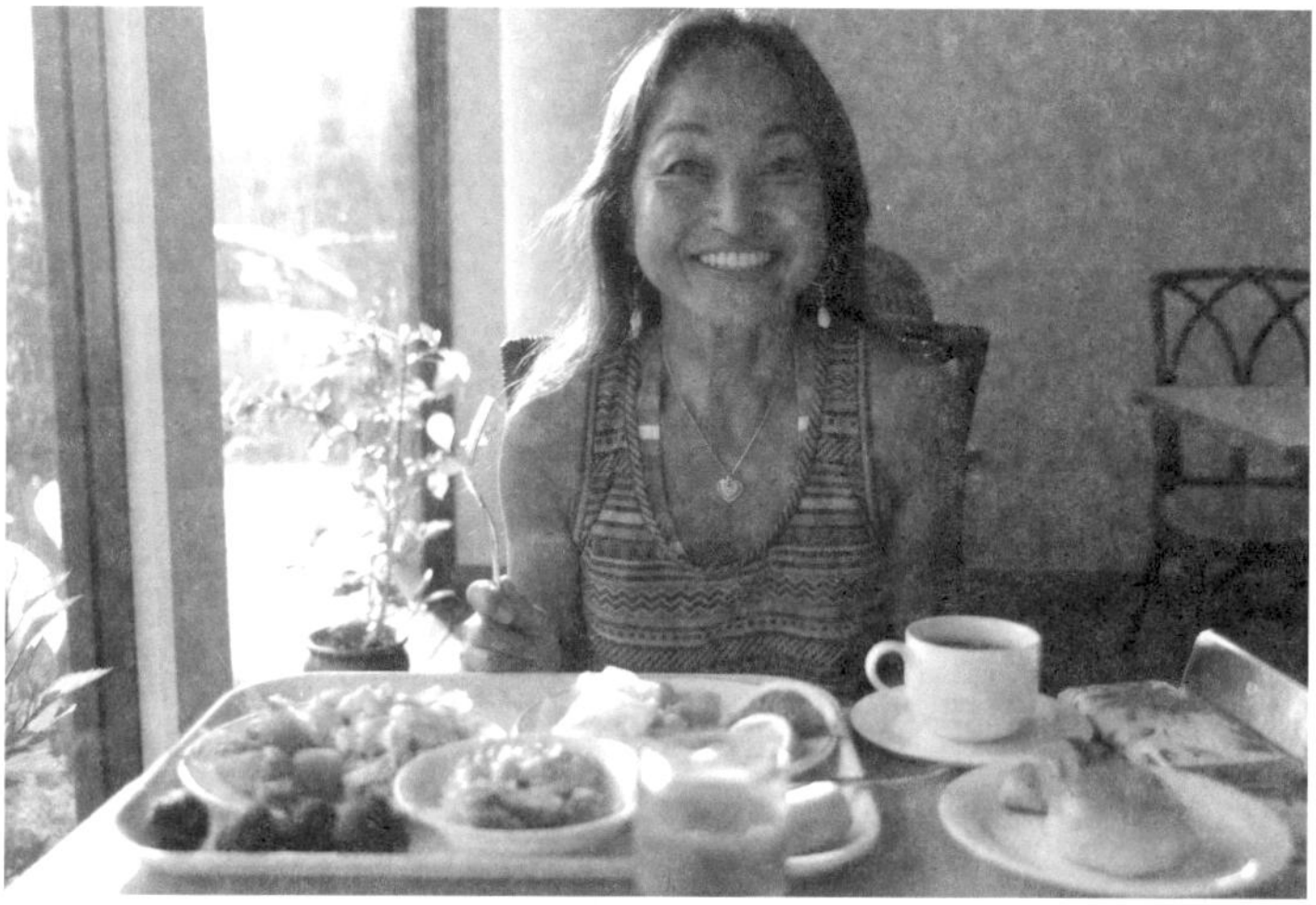

基本はベジタリアンですが、ご覧の通りゆる〜いベジタリアンです（笑）

なく、防腐剤や安定剤などの薬品もたくさん使われているので、出来る範囲でかまいませんので、人が心を込めて作った物をいただきたいものです。たまにはこれらをいただくのも良いですが、「のべつまくなし」は身体にとって負担になってしまいます。

最近はあちこちで食品添加物の害について書かれている本を見かけることも増えました。また糖質制限、ナチュラルハイジーン、古代食、菜食主義、マクロビオティックなどの健康食も流行しています。これらも自分の身体や生活に合ったものを選んでいくと良いと思います。

オーガニックな食材が良いと分かっていても、金銭的に難しい方は、まず肝臓と腎臓を元気にしましょう。どんな毒物を摂っても、解毒する肝臓と排毒する腎臓が元気なら心配ありません。これらの臓器を鍛えるのには、Ｐ79にあるA.R.M.式プランクがおすすめです。

私は10年くらい前からゆるいベジタリアンです。元々はYOGAが好きで、「ヨギーニとして生きていくならベジタリアンにならないと！」ってまずは格好から入りました。

それまでは肉、ご飯、肉、ご飯、肉……の生活でしたから、「どうせ続かないだろう」と私も周りの友人たちも疑っていました。ただ一週間くらい続けたあたりから、身体が軽くなりました。そして頑固な便秘も解消し、イライラすることが本当になくなりました。

これは運動を始めた時期とも重なっているので、両者の相乗効果と感じています。

ただ、あまり物事にこだわりたくないので、「ゆるゆるベジタリアン」です。


基本的に牛と豚と牛乳は避けていますが、鶏やお魚はたまにいただきます。それなので、本当にゆる〜いと思います。そのうえ、餃子とビールは最高の取り合わせなので大好きです。

そして、どうしてもお肉の味が恋しくなったら、大豆でできた偽物のお肉ではなく、本物のお肉を食べてしまいます。BBQでみんなと一緒に美味しいお肉をいただくのはとても楽しいです。そういった日を年に1、2回くらい設けています。

私は、食品添加物や食べ物ではない物が入っているファーストフードなども、好きな友達と楽しく「美味しいね〜」と言いながら食べれば、多少なら身体にそこまで大きな悪影響を及ぼさないと思っています。どんなマクロビやオーガニック食材でも、怒りながら、心配しながら食べていたら身体に悪いでしょう。

やはり楽しく、よく噛んで唾液を出して食べるのが一番です。唾液は自分を守る、唯一自分で作り出せるお薬。高い酵素ドリンクに頼らなくても、唾液があれば大丈夫！　私も以前はあまり噛まずに、硬い物でものどごしを楽しんでいました（早食いってことです）。しかし最近はなるべく噛むように努めています。また噛むことは瞑想にも繋がります。顎を使って、頭蓋骨を動かすことで脳の働きも良くなります。ボケ防止にもなりますね。

そして食べたあとはしっかり汗をかくこと。私も週1回は顔が真っ赤になって汗が噴き出すくらいの運動をしています。毒素がたまると吹き出物になってしまいますので、こまめに汗をかくのがおすすめですよ。

顔に関しては海や山によく出かけ、紫外線とは仲良しのため、シミ・シワ・たるみは避けられません。皮膚のコンディションを良くするには先ほど書いた食べ物です。

そのほかに私が気にしているのは「歯」です。最初に大切な栄養素を吸収する歯がボロボロでは、その先の消化器だってうまく働きません。あと見た目にも歯が汚れていたらがっかりですよね。エステには通わなくても、歯医者さんだけはこまめに通っています。芸能人でなくても歯は大切です。

あと女性は、女性ホルモンを活発にするといいですね〜。いつも恋をしていると、目はキラキラ、お肌も髪もツヤツヤ！　オッさん化しないように仕草も変わりますよ。

ポジティブ？　ネガティブ？
実はどっちも大して変わらないんじゃない？

私が「還暦にはビキニを着てみましょう」とおすすめすると、皆さん「無理、無理！」とおっしゃいますが、お腹がどうのこうのではなく、「えいっ！　着ちゃえ！　楽しんじゃおう！」っていう気持ちだけだと思うんです。外国のふっくらした女性が明るくビキニを着てリゾートを楽しんでいると、早く日本にもこんな文化が根付いてほしいと思います。

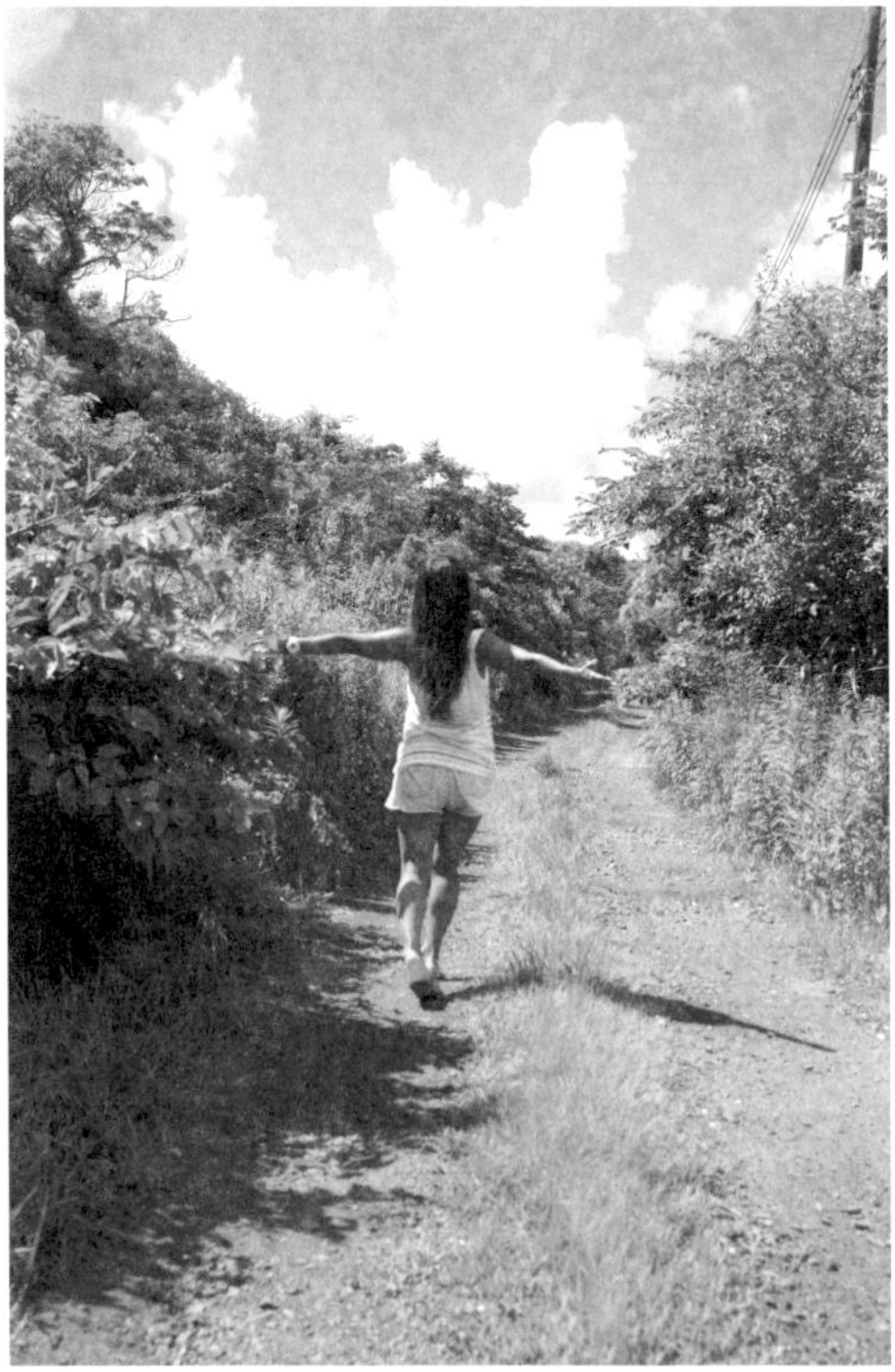

「還暦にビキニ」以外にも、考え方や見解が異なることで、受け止め方が変わってくるものってよくあります。

例えば、私は自分ではどんな状況でも物事をポジティブに考えるようにしていますが、次のような発言をしたら、友達から「究極のネガティブ思考」と言われました。

「人間、産まれた時から死に向かって進んでいるよね。私は今ここで一緒に話しているけど、次の瞬間に何かあって死ぬかも分からない。車が飛び込んでくるか、天井が落ちるか、はたまた心臓マヒかもしれない。だからやりたいこと、言いたいことがあったらすぐやりたいの。本当に食べたい物があったら我慢しないで今食べたいの」ネガティブですかね～？

これも考え方の違いによる、一つの受け止め方の相違でしょう。

ポジティブ、ネガティブといいますが、本当はどちらでも良いのだと思います。よくポジティブが良くて、ネガティブが悪いと思われがちですが、「ネガティブな自分も素敵！」って思えれば理想的ですよね。

そしてこれからはポジティブに大きく偏り過ぎることもなく、ネガティブにも大きく偏らないように、中庸。真ん中の静かなそよ風が吹いているあたりにいられたらいいと思います。

成功者の本を読んでも、小さい頃は病弱だったり、貧乏だったりと一見不幸に見えることが多いです。でもそのような逆境があったからこそ、成功できたともいえます。

私自身、51歳の時に勤めていた会社が倒産したことは不幸に見えますが、そこから人生が大きく変わったのも事実です。この本も私自身がずっとスタイルや対人関係で悩んでいたからこそ、出版することができました。改めて考えると、不思議なものです。

自分には無限のエネルギーがあって、今は辛い状況であっても、それはこれから大きく成長するために必要なきっかけだと思えば乗り越えられるはず！　やらないで後悔するより、やりたいことをしたら、失敗してもそれは楽しいし、諦めもつきます。時間は取り戻せません。やらなかった後悔より大きいものはないはずです。

しかし「そのうちやりたい！」と思っていても、「いつか、いつか」と思いつつ何年も過ぎてしまうことがあります。それなので、期限を決めて、宣言するようにしましょう。

なんとなく「お腹周りを引き締めたいんだけど……」と思うより、「1カ月後の同窓会までに、今はファスナーが上がらないこのワンピースを絶対に着られるようになる！」と決めた方が成功率は高いです。

また、達成したいこと、やりたいことが決まったら宇宙に向かって宣言しましょう。これは次に出てくる潜在意識についての話ですが、その言葉が宇宙に届いたら、大きな歯車がギギーっと動いて、知らないうちに達成に向かっていくはず。

この本を読んでいるあなたも、何があっても困難を絶対に乗り越えられるし、いつかはきっと「このことがあったからこそ、今こんなにも素敵な人生を送れている！」と感じられるようになると思います。

迷った時は、身体の内側にお伺いを立てる

何かしようかどうか迷った時は、本当にそれは楽しいことなのか？　を考えます。

「為になるか」「儲かるか」などを重視する人もいると思いますが、個人的には、「楽しい

か？」「ウキウキするか？」の方が大事です。もしどっちも楽しそうだったら、最近は呼吸が楽な方を選びます。

例えば、雑踏を歩くのは嫌いではないし、楽しいですが、呼吸が少しキツくなるような気がします。皆さんも、海や山と違って、人混みの中で深呼吸はしたくないですよね。私にとって、その呼吸が最終的な見極め基準です。呼吸が苦しいような、息が詰まるような感じがしたら、すぐにその場所や人からすーっと離れるようにします。多分、自分の奥の部分である、潜在意識がダメ出ししているのかと思います。

筋反射でもあるオーリングテストを使う時もあります。オーリングテストとは、ニューヨーク在住の日本人医師である大村恵昭《おおむらよしあき》氏が考案した代替医療の新療法で、正式名称をバイ・ディジタルO-リングテストといいます。

オーリングテストでは、まず自分の親指と人差し指で輪っかを作り、輪が崩れないよう指に力を入れます。次に、別の人が輪っかの中に手を入れ、親指と人差し指が離れるよう強く引っ張ります。この時、抵抗しても輪が切れてしまったら、輪っかを作っていた人は身体に何かしらの不調があると言われています。なぜかというと、筋肉は身体に害のあるものに過敏に反応すると言われているからです（オーリングテストに関しては色々な情報が出ていますので調べてみてください）。

オーリングテストは、私にとって一種の潜在意識を確かめる方法。私は自分の思考で判断できない時は潜在意識にお伺いを立てます。そして、今後私にとって良くないこと、物にあたると、筋肉の力は弱まるのです。

そのメッセージに沿って生きていれば、物事は自然に良い方向に向かっていくはず。

身体の外部に出る症状は、体内が発するメッセージなのです。

無理しないこと、頑張りすぎないこと。

やはり他人から素敵に見られたい、品良く賢く見られたい……など望みは色々あると思います。そう考えたり工夫することにより、成長したりランクアップできるのかもしれません。

ただ、他人の目を気にしすぎて自分が辛くなってしまわないように自然体で生きていければ楽ですね。楽チンに生きることは、文字通り楽しいこと。

他人を自分の物差しで正しいか正しくないかジャッジすること、執着、心配、許さない心、怒りのエネルギーは心も身体にも悪影響があるはずです。スターウォーズでいうところのダークサイドに引っ張られてしまう状況です。第一、呼吸が浅くなってしまいます。

まず自分がゆる〜く生きて、家族も友人も、みんな楽しく楽に生きられたらいいですね。

今すごく苦しいこと、BADな気分、すごく楽しいこと……。色々あると思いますが、それは生きているから感じること。悲しいことに遅かれ早かれ、みんなそれらを味わいたくても味わえない時が必ずきます。産まれた瞬間からいつか死ぬことは宿命ですから。

それを考えたら喜怒哀楽すべての感情も愛おしく感じます。世界各地で自然災害が起きていますが、どんな辛い状況でも命ある限り前向きに生きてほしい、私自身もそうあり続けたいと思います。世界中が思いやり、優しさ、楽しさに溢れていけますように！

ALOHA!!

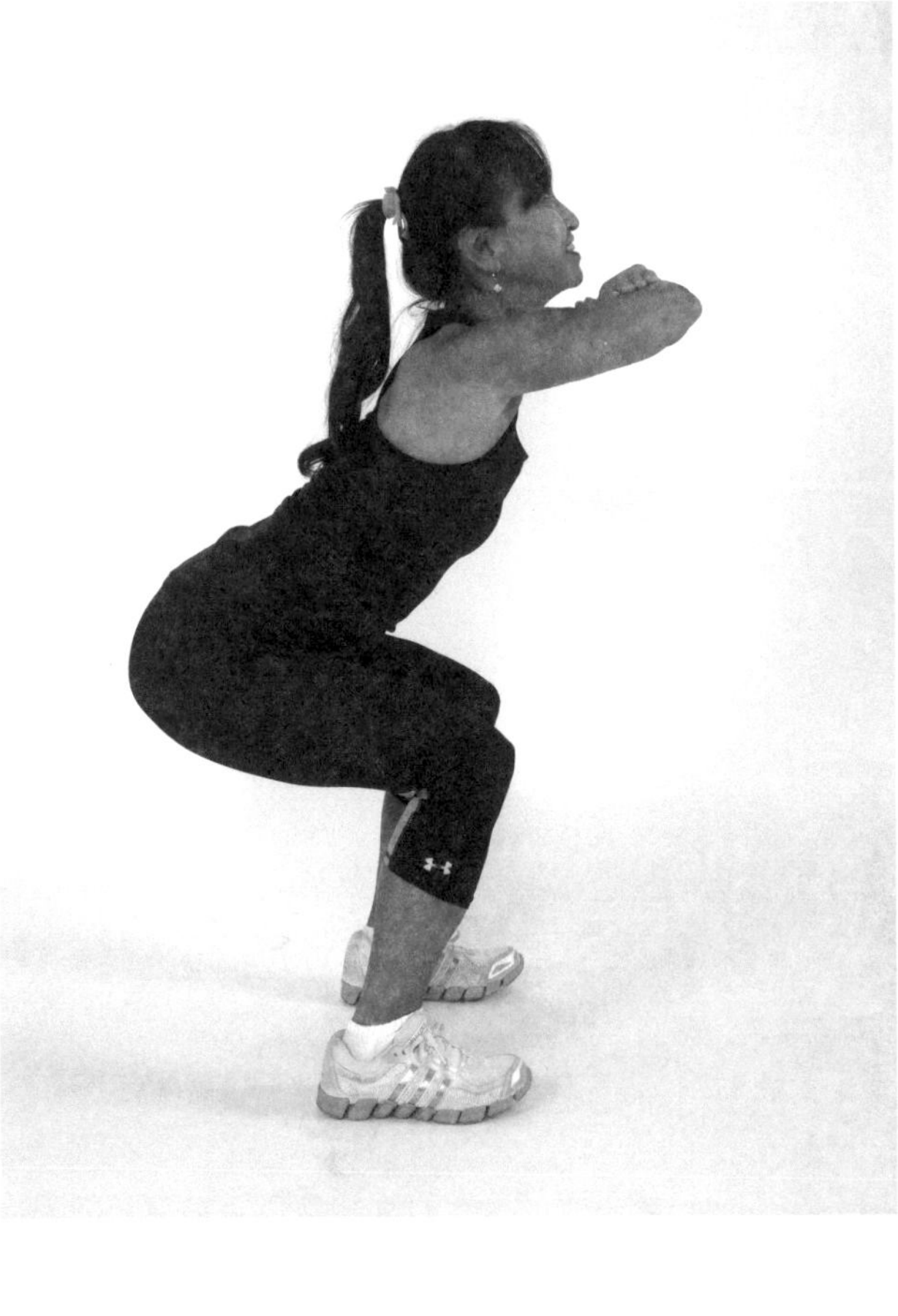

おわりに
すべてに感謝を込めて

本書を最後までお読みいただき、ありがとうございます。

第1章では竹村啓子の暗い過去について綴りました。書いている本人も、読んでいる方も少し気持ちが暗くなったかと思います。ただそんな過去があったので、スタイルや対人関係で悩んでいる方に少しでも希望を持っていただきたいと思い、この本の出版を決めました。

病気がちだった母を見ていたので、同じ思いをしている方にも何かのヒントになっていただければ幸いです。

健康でも不健康でも、裕福でも貧乏でも、この地球上に生命を受けたことはとてもラッキーなことです。その命への感謝を忘れずにいれば、必ず良いことがあると確信しています。

今回、出版のきっかけを作っていただいた、一般社団法人 日本女性ビジネスブランディング協会代表理事であり、ブランディングプロデューサーの後藤勇人先生、ありがとうございました。

「一生使える現役ボディ作りの専門家」という肩書きを作ってくださり、出版プロデュースまでお願いしました。出版なんて雲の上の特別の人だけと思っていましたが、こんな62才の普通の主婦だって出版できます（後藤勇人先生の情報は、「女性ビジネスブランディング」で検索できます）。

出版で終わりではなく、これからも「健康で疲れ知らずの身体」を作るための情報を発信し続けていきたいです。

カメラマンの斉藤みき様、千葉の海や、スタジオでの撮影ありがとうございます。そしてみらいパブリッシング社の松崎様、編集者の安藝様、三村様、心からお礼申し上げます。最後に私の執筆を支えてくれた家族、友人、コーチ仲間の皆様にも心からお礼を言います。

本当にありがとうございます。

すべてに感謝です。

竹村啓子

竹村啓子

１９５６年 東京生まれ
A.R.M.Tokyo 認定コーチ
A.R.M. レベル１Coach/A.R.M. レベル２Coach/A.R.M. RUN&WALK Coach/
A.R.M. PB LiftCoach /A.R.M.Gymnastics Coach/A.R.M. Endurance Coach

株式会社 RED BIKINI 代表

51 歳で勤めていた会社が倒産したことをきっかけに運動指導者の道を歩み始める。同時に再スタートしたサーフィン、老化防止、アンチエイジングのためにパーソナルトレーニングを受けたが思っていた以上の身体の変化を実感する。
その A.R.M.(アクティブ・リカバリー・メソッド) の効果を一人でも多くの人に伝えたく現在ではスクワットの専門家として「自分史上最高に健康な身体を作る」応援をしている。

ウェブサイト : https://yumeblo.jp/kanrekibikini/

斉藤みき（写真撮影）

神奈川県辻堂生まれ。立教大学英米文学科卒業
大学在学中から祖父で写真家の中居正躬に師事。現在はフリーランスカメラマンとしてウェディング、パーティ、ライブ、パーソナルプロフィールなど、マルチ分野にて活躍中。
クラブツーリズム写真講師 / 全国ネットビーチクラブ逗子・お台場広報カメラマン / 鎌倉パークホテル写真室スタジオカメラマン / 国画会写真部準会員

ウェブサイト : https://miki-saito-photographer.themedia.jp/

企画協力　後藤勇人　岩谷洋昌
編集協力　Jディスカヴァー
ライティング　三村真佑美
ブックデザイン　堀川さゆり

週《しゅう》1《いっ》回《かい》15《じゅうご》分《ふん》スクワット

還暦《かんれき》でビキニになる!

2018年11月25日初版第1刷

著　者　竹村啓子《たけむらけいこ》

発行人　松崎義行
発　行　みらいパブリッシング
〒166-0003 東京都杉並区高円寺南 4-26-5 YSビル3F
TEL03-5913-8611　FAX03-5913-8011
発　売　星雲社
〒112-0005 東京都文京区水道 1-3-30
TEL03-3868-3275　FAX03-3868-6588
印刷・製本　株式会社上野印刷所
落丁・乱丁本は弊社宛にお送りください。送料弊社負担でお取替えいたします。

ISBN978-4-434-25411-6 C0077